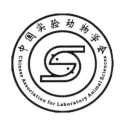

# 实验动物专业技术人员等级培训教材
# （中级）

总　编　秦　川

主　编　卢　静

主　审　卢金星　刘云波　魏　强

编写人员（按姓氏笔画排列）

孔利佳　卢　静　朱　华　刘云波　秦　川
高　虹　崔淑芳

编写秘书：赵宏旭　宋　晶　孟俊红　张　淙

U0218782

中国协和医科大学出版社

**图书在版编目（CIP）数据**

实验动物专业技术人员等级培训教材:中级/卢静主编. —北京:中国协和医科大学出版社，2016.8

ISBN 978 - 7 - 5679 - 0628 - 0

Ⅰ.①实…　Ⅱ.①卢…　Ⅲ.①实验动物学 - 技术培训 - 教材　Ⅳ.①Q95 - 33

中国版本图书馆 CIP 数据核字（2016）第 176429 号

实验动物和动物实验从业专业技术人员系列培训资料

### 实验动物专业技术人员等级培训教材（中级）

主　　编：卢　静
责任编辑：郭广亮

出版发行：中国协和医科大学出版社
（北京东单三条九号　邮编100730　电话65260378）
网　　址：www.pumcp.com
经　　销：新华书店总店北京发行所
印　　刷：北京佳艺恒彩印刷有限公司

开　　本：787×1092　　1/16 开
印　　张：10.5
字　　数：220 千字
版　　次：2016 年 12 月第 1 版
印　　次：2017 年 3 月第 2 次印刷
定　　价：25.00 元

ISBN 978 - 7 - 5679 - 0628 - 0

（凡购本书，如有缺页、倒页、脱页及其他质量问题，由本社发行部调换）

# 实验动物专业技术人员等级培训教材编委会

总　编　秦　川

主　编　陈民利　卢　静　谭　毅

主　审　魏　强　卢金星　刘云波

**编写人员**（按姓氏笔画排列）

孔利佳　卢金星　卢　静　朱　华　刘云波

刘恩岐　杨　斐　吴宝金　陈丙波　陈民利

郑志红　秦　川　高　虹　常　在　崔淑芳

谭　毅　魏　强

# 前　言

为推进我国实验动物从业人员队伍的专业化、职业化建设，规范实验动物从业人员分类，加强实验动物从业人员岗位和等级技能培训及资格评定工作，中国实验动物学会、实验动物标准化专业委员会发布《实验动物 从业人员要求》（T/CALAS 1-2016）团体标准。标准规定了实验动物从业人员的分类，资格要求、能力要求以及资格培训及评定等。依据实验动物从业人员所从事工作的性质，实验动物从业人员分为6个系列：实验动物技术人员系列，实验动物管理人员系列，实验动物医师系列，实验动物研究人员系列，实验动物辅助人员和实验动物阶段性从业人员。

为使实验动物从业人员学习和掌握系统规范的专业知识，规范培训和资格认定工作，加强实验动物技术人员资格培训工作，中国实验动物学会组织教学、科研一线的专家特别编写了《实验动物专业技术人员等级培训教材（初级、中级、高级）》、《实验动物医师培训教材》、《实验动物设施负责人培训教材》等一系列培训教材，以帮助实验动物从业人员从理论到技能循序渐进地掌握实验动物常用技术，提升技术人员水平。《实验动物专业技术人员等级培训教材》，根据《实验动物 从业人员要求》中将实验动物技术人员分为实验动物助理技师、实验动物技师和实验动物技术专家三类的要求，分别按照初级（适合 A-1 类考试）、中级（适合 A-2 类考试）和高级（适合 A-3 类考试）编写而成。

初级培训教材针对从事实验动物工作初期、理论知识不足或学历层次不够、技术水平不高、入行时间不长的实验动物技术人员而设计，主要内容包括实验动物科学发展历史和目的、基本概念、发展进程，实验动物的基本生物学特点、饲养管理、环境设施要求与卫生、健康管理和疾病预防，以及安死术和实验设计与方法等基本知识和技术。

中级培训教材针对已经掌握初级实验动物技术人员应掌握的技术以及学历较高、具备一定知识水平的实验动物技术人员而设计，主要内容涉及开展生物医学研究相关的实验动物和动物实验技术，包括实验动物解剖、生理特点以及实验动物培育、饲养、繁殖、疾病控制、设施管理、生物安全等内容。

高级培训教材针对长期从事并熟练掌握实验动物技术的人员而设计，内容在初、中级培训教材的基础上做了拓展，包括了分子生物学和遗传工程领域的知识和技术。

本丛书将为实验动物专业技术人员等级培训资格考试的培训教材，是实验动物专业技术人员理论和技术水平提升的重要参考资料。

本丛书内容丰富详实，图文并茂，理论与实际工作相结合，既可作为实验动物专业技术人员的专业培训教材，也可作为从事医学、药学及其他生命科学领域的广大科研技术人员的参考用书。

生命科学及实验动物科学发展迅速，新知识、新技术更新很快，由于编者知识和能力有限，内容难免有疏漏和谬误之处，我们期待您对内容的更正或建议以使本系列教材不断更新完善。请将您的建议通过电子邮件 calas@ cast.org.cn 直接反馈给中国实验动物学会。

中国实验动物学会理事长　秦川

2016 年 5 月

# 目　　录

# 第一篇
## 实验动物法制化管理

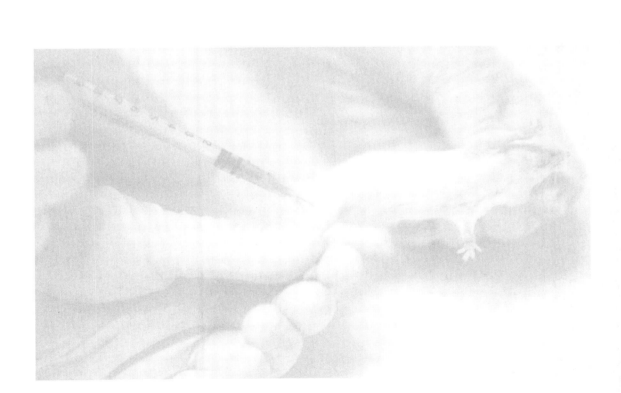

# 第一章　国内外实验动物管理体制及法规

　　管理实验动物的目的是在生物医药领域教学、研究、测试等活动中，保障实验动物与动物实验的质量，人道地对待实验动物，维护动物的福利。

　　实验动物管理可以简单地分为两个层次：第一个层次是国家或地方政府颁布的强制性法律、法规。如《实验动物管理条例》、《实验动物质量管理办法》以及《实验动物寄生虫学等级及监测》等 5 个与实验动物有关的国家标准、一些省市制订的实验动物管理条例（办法）等均属于强制执行的法规，实验动物生产和动物实验研究的相关单位和个人必须无条件执行。

　　第二个层次是一些学术团体、基金组织、科研单位（研究所、大学）制订的管理办法以及动物实验研究者自愿遵守的规章制度。如，实验动物管理评估和认证协会（Association for Assessment and Accreditation of Laboratory Animal Care，AAALAC）的认证则是动物实验研究单位自愿遵守参加的。我国《实验动物沙门菌检测方法》（GB/T 14926.1-2001）等 68 个国家推荐标准，只是推荐给科研单位做参考。另外，研究人员申请科研基金时，基金代理机构也可能对实验动物的管理有一些特殊要求。

　　对动物实验的管理主要依靠专门的组织或协会。情节特别严重的案件，如严重违反动物福利法等，则直接由司法机关依法按程序实施惩处。

## 第一节　我国实验动物管理体制及法规

　　1. 实验动物管理体制　我国实验动物管理体系经历了一个从无到有的过程，还需与时俱进、不断完善。目前，我国实验动物工作由国家科技部统一管理，并实行地方主管部门分级管理，行业学会、协会等组织通过制定技术标准辅助管理，从而形成组织机构体系、法规标准体系和质量保障体系三大体系综合管理的体制。

　　我国实验动物组织机构管理体系见表 1-1。

　　2. 实验动物管理　法规总的来说，我国实验动物法规体系建设还不健全，有些操作性不强，目前的法律、法规或管理办法有些需要修订，以适应我国实验动物事业的快速发展。我国现有的实验动物管理法规体系包括中央和地方制定的法规、章程、规范性文件和技术标准等（表1-2）。

**表 1-1  我国实验动物组织机构体系**

| 类别 | 机构 | 职责 |
|------|------|------|
| 中央主管部门 | 科学技术部 | 管理全国的实验动物工作；制定我国实验动物发展规划及相关政策法规 |
| 行业部门 | 国务院各有关部门 | 依其职责负责管理行业内实验动物相关工作 |
| 地方主管部门 | 地方科技厅（委、局） | 主管辖区内实验动物工作，是实验动物许可证发放、管理实施部门 |
| 地方行业部门 | 地方各有关部门 | 依其职责负责管理本行业在辖区内实验动物相关工作 |
| 实验动物管理委员会 | 地方或有关单位设立 | 具体负责本地区或本单位实验动物日常管理工作 |

**表 1-2  我国实验动物管理法规标准体系**

| 类别 | 文件名称 | 发布机构 |
|------|---------|---------|
| 行政法规 | 实验动物管理条例 | 国务院批准，国家科委发布 |
| 部门规章 | 实验动物质量管理办法 | 原国家科委、国家技术监督局联合发布 |
| | 实验动物许可证管理办法（试行） | 科学技术部等七部局联合发布 |
| | 实验动物种子中心管理办法 | 科学技术部 |
| | 基因工程安全管理办法 | 原国家科委 |
| | 关于善待实验动物的指导性意见 | 科学技术部 |
| 地方法规 | 北京市实验动物管理条例 | 北京市人大常委会 |
| | 湖北省实验动物管理条例 | 湖北省人大常委会 |
| | 云南省实验动物管理条例 | 云南省人大常委会 |
| | 广东省实验动物管理条例 | 广东省人大常委会 |
| | 黑龙江省实验动物管理条例 | 黑龙江省人大常委会 |
| 地方规章 | 地方实验动物管理办法、细则等 | 地方政府 |
| 规范性文件 | 相关部门实验动物管理文件 | 相关主管部门 |
| 技术标准 | 实验动物国家标准 | 国家质量监督检验检疫局 |
| | 地方实验动物质量、检测等标准 | 地方技术质量管理部门 |

## 第二节  国外实验动物管理机构及法规

英国是第一个制定法律保护科学研究中的动物的国家，1876年颁布了全世界第一部与动物实验有关的法律《防止虐待动物法》（Cruelty to Animals Act）。

美国联邦政府最早制订的保护实验动物的法律是 1960 年颁布的《动物福利法》，1970、1976、1985、1990 年重新修订。最初法律保护的动物主要有非人灵长类、犬、猫、兔子、豚鼠和地鼠等动物的非法运输问题。1985 年修订《动物福利法》时同时颁布了《改善实验动物标准法》（Improved Standard for the Laboratory Animals Act），将非人灵长类、犬、猫的麻醉、止痛和饲养环境包括进去。另外，美国 1985 年还颁布《卫生研究扩展法》（Health Research Extension Act），规定科研单位申请美国相关卫生基金时，必须遵守 PHS（美国公共卫生署）制订的《人道地管理和使用实验动物条例》。PHS 对实验动物的管理主要采用实验动物研究所（ILAR）的《实验动物管理和使用指南》（Guide for the Care and Use of Laboratory Animals）。《人道地管理和使用实验动物条例》和《实验动物管理和使用指南》所涉及的动物包括所有的脊椎动物。

美国公共卫生署（PHS）和《动物福利法》要求进行动物实验研究的相关单位要成立由兽医、进行动物实验的科学家、非科研工作者（如伦理学家、律师）和本单位以外的人员组成"实验动物管理和使用委员会"（Institutional Animal Care and Use Committee，IACUC），这个委员会能够代表部分联邦政府的职能，按照 IACUC 指南，指导、监督、检查本单位实验动物的管理和使用。另外，IACUC 每年要向国家实验动物福利办公室（Office of Laboratory Animal Welfare，OLAW）提交年度总结、评估报告。

经过多年的讨论和酝酿，1986 年，欧共体（European Community）外长会议通过了各成员国必须执行的《动物实验和其他科学研究中使用的脊椎动物保护条例》（Directive for the Protection of Vertebrate Animals Used for Experimental and Other Scientific Purpose），对实验动物的设施、管理、替代、麻醉、安乐死、检测、伦理和培训等方面都有详细的要求。

从立法角度讲，我国还没有一部专门的、完整的生物医学研究中有关动物保护或动物福利的法规，现行的《野生动物保护法》和《动物防疫法》等几部单行法中，几乎没有涉及实验动物，因此，我国实验动物管理的法律体系还有待完善。

随着实验动物在生命科学研究和产品检验中广泛使用，对于实验动物以及动物实验的管理，西方发达国家基本在 20 世纪 50~70 年代先后立法管理，近几十年又在不断加以完善和改进。实验动物生产逐渐向专业化、商品化和社会化方向发展。国际上不同国家对实验动物管理和立法有不同的特点，保障动物福利和实验动物质量两个方面是各国的共识。

## 一、国际和地区实验动物管理机构

### （一）国际实验动物科学理事会

1956 年，联合国教科文组织、国际医学组织联合会和国际生物学协会共同发起成立了非政府组织——实验动物国际委员会（International Council for Laboratory Animal，ICLA）。ICLA 致力于在全球范围内推行实验动物应用标准化。提出了微生物学、寄生虫学和遗传质量控制的参考标准，并先后在日本、韩国、泰国、西班牙和巴西设立了遗传、微生物检测中心，并依据有关标准开展检测工作。1979 年 8 月，ICLA 在荷兰召开第七届大会，并决定更名为国际实验动物科学理事会（International Council for Laboratory Animal Science，ICLAS）（http://www.iclas.org/）。ICLAS 成员由四部分组成：国家代表、科学家和单位代表、合作单位代表、荣誉会员代表。

### （二）欧盟实验动物科学联合会

欧盟实验动物科学联合会（Federation of European Laboratory Animal Science Association，FELASA）（http://www.felasa.org）成立于 1978 年，由欧盟 12 个国家和地区的实验动物学术团体组成。该组织旨在交流实验动物科学信息，优化动物实验条件，保证人道、合适地对待动物，推动欧洲实验动物科学的发展。其理事会由相关组织的官员和代表组成，是欧洲甚至国际知名组织。

### （三）亚洲实验动物学会联合会

亚洲实验动物学会联合会（Asian Federation of Laboratory Animal Science Association，AFLAS）由中国实验动物学会、日本实验动物学会、韩国实验动物学会、中国台北实验动物协会、菲律宾实验动物学会和泰国实验动物学会联合发起。于 2003 年 11 月 29 日在日本东京成立的。该联合会主要通过国际交流大会的形式，评估亚洲实验动物行业在科学、技术、教育等方面存在的问题，促进亚洲实验动物科学的发展。

## 二、发达国家实验动物管理概况

### （一）加拿大

1968 年成立加拿大实验动物管理委员会（Canadian Council on Animal Care，CCAC），并于 1982 年变更为非盈利、独立机构。经费来源主要是加拿大国立卫生研究院和加拿大自然科学与工程技术研究委员会，也得到了联邦政府科技管理部门和私人研究机构的资助。CCAC 核心任务就是通过培训、评估、督导的方式敦促使用动物单位按照科学方法进行动物试验，提高人们的科学意识和道德标准。因此，CCAC 两个主要功能是：通过起草指南和制订政策对实验动物饲养和使用进行管理；监督相关单位落实政策和指南。

它所制定的《实验动物管理与使用指南》一直作为管理和使用实验动物的基本准则，除常用的实验动物外，还包括许多具有研究价值的野生动物。附加指南包括动物模型评价、转基因动物、实验动物选择和开发和教学用动物等内容。CCAC 也制订了许多相关政策，如 1989 年发布的"动物研究道德"、"实验动物科研价值"、"社会和行为准则的评估"和"认可的免疫程序和接种攻毒要求"等。

### （二）日本

1985 年日本实验动物协会（Japanese Society of Laboratory Animal，JSLA）成立，主要会

员是与实验动物有关的商业团体和个人。该协会开展的实验技术人员资格认可分为一级和二级两个层次，一级技师相当于中级职称，二级技师相当于初级职称。

日本实验动物学发展水平较高，实验动物研究与应用已经发展为独立学科。实验动物的生产已实现了社会化、标准化、商品化和产业化，形成了完整的组织机构与管理体系。日本总理办公室负责动物保护法规和法律的制订。日本有关实验动物管理的法规有 30 多种。如 20 世纪 70 年代颁布的《动物保护与管理法》、《家畜传染病预防法》、《兽医法》、《狂犬病预防法》、《动物进出口检疫法》、《建筑物卫生环境的法律》、《确保建筑物卫生环境的法律实施令》和《确保建筑物卫生环境的法律实施细则》等。20 世纪 80 年代颁布的《实验动物饲养及保育基本准则》、《动物实验的准则》、《实施医药品安全性实验的标准》等成为各个高校、公共、私立机构普遍使用的准则。日本实验动物学会制定了《动物实验指导纲要》，供各研究部门做参考。

日本实验动物的管理是在日本国家大法的约束下，通过行业和民间社会团体的自律实现。例如大学的研究者进行的动物实验（动物实验计划书、动物实验设施）都是由各个大学的动物实验指南和动物实验管理委员会自主地进行审查。

### （三）英国

英国实验动物最高管理机构为内务部，内务部大臣任命实验动物监察员小组，负责全国大多数通过认可的科研、生产和供应单位的巡视，并向内务大臣提出建议，具体管理工作由行业性组织、学术团体或民间协会分别执行。参与管理工作的机构和团体包括：内务部监察小组、动物操作委员会、FELASA、英国防止虐待动物协会和动物福利大学联合会等。

1876 年通过了《防止虐待动物法》。它是欧洲第一部有关动物实验法规。法规颁布后引发了科学家和动物权益积极分子的长期争论。在历史上相当长一段时间内英国率先成为第一个立法保护科学研究用实验动物的国家。1986 年颁布了新的动物保护法，其主要特点之一是许可证制度，规定了开展与动物有关的研究需要同时具有三种许可证，即设施许可证、项目许可证和人员许可证。英国内务部还颁布了《科研用动物饲养和管理操作规程》、《繁育和供应机构动物饲养和管理的操作规程》、《废弃物的管理操作规程》和《运输过程动物福利条例》等。英国实验动物的管理体制包括动物实验设施、实验者的资格认定和实验计划书的审查等各层级的管理。

### （四）澳大利亚

澳大利亚研究和教育用动物管理委员会制定的《澳大利亚用于科研目的动物管理和使用条例》以《实验动物法》为基础，为研究用动物、检测用动物、教学用动物的使用和管理提供了一个基本准则。1988 年成立"动物福利委员会"，负责修订和完善《澳大利亚用于科研目的动物管理和使用条例》，其已经制定了有关动物福利等许多规章、条例和政策。

发布的规章内容包括独立的动物伦理委员，单克隆抗体生产指南，科研试验中有关犬的管理政策，用于培养外科医生、新外科设备、新技术演示用动物的使用指南，非人灵长类动物的管理政策，最大限度减少研究用动物痛苦和不适的基本方法。除了上述法规外，州政府和地方政府也制订了用于规范科研用实验动物条例，如《澳大利亚野生动物保护法》（1982）和《出口控制法》（1982）等。

### （五）美国

1. 联邦和州政府的立法与规定　美国国家农业部（USDA）要求使用特定实验动物种类的研究机构必须注册并且满足动物福利法（Animal Welfare Act）的规定。USDA 检查员会通过直接检查或通过研究机构提交的年度报告等对动物实验研究机构进行不定期评估。

美国公共卫生署以及其他的基金组织都需要根据动物福利保证协议及时更新季度报告。这项协议要求是对研究机构如何按照公共卫生署发布的有关政策如何实行人性化饲养动物的各个方面签署声明。如果实验不能继续按照保护协议遵守联邦法律和规定，那么该研究所向美国国立卫生研究院（National Institutes of Health，NIH）申请的基金将会受到限制。

（1）《实验动物管理和使用指南》（《指南》）：为利用实验动物进行生物医学研究的研究人员提供了动物使用的基本信息。这个《指南》是对动物实验是否符合公共卫生署制订的《人道的管理和使用实验动物条例》以及随机抽查是否符合 AAALAC 评定标准。对在生物医学实验中所有动物的使用都要遵守《指南》中仁慈对待动物的规定，包括《指南》中提到和没有提到的动物。

《指南》中涉及的几个特殊部分如下：

1）机构政策：包括 IACUC、实验动物管理人员从业资格、从业人员保健计划、个人卫生学等制度，还包括如何处理在实验过程中产生的危害因素。

2）实验动物管理：主要涉及动物设施及动物实验笼具等具体要求，也包括环境因素，如每个动物最大空间和最小占地面积、饲料、垫料、水、环境卫生、废物处理、害虫防治、物种鉴定以及管理记录等。

3）兽医治疗：主要概括了有关动物筛选、采购以及健康维持的主要内容。描述了动物检疫的过程、物种隔离，正确的麻醉方法、健康监测及安乐死等。也还涉及疾病诊断及控制预防等相关内容。

4）实验动物设施：重点介绍了动物设施建筑，包括从地板、墙壁、房顶储藏地区、实验室、手术室、动物笼位置和走廊通道等各个方面。

《指南》给出了相关内容的参考文献、实验动物学相关专业组织以及有关实验动物使用和管理的联邦法律条文，包括动物管理、实验动物使用、美国政府关于脊椎动物在实验和培训中的使用规则等。实验技术人员应该注意《指南》中所提到的有关仪器设施的要求和建议，并且所有的实验技术人员都必须阅读这个指南。

（2）美国食品药品管理局：美国食品药品管理局（FDA）负责确认新药与医疗设备在

美国上市之前的安全性和有效性以及监督药物和医疗设备使用。《联邦食品、药品和化妆品法案》（Federal Food，Drug and Cosmetic Act，FDCA）最早于 1938 年确立，并在 1962 年重新修订。FDCA 要求药物的有效性、食品添加剂或医疗设备等的安全性必须是经过具体实验验证并且深入调查过。这些调查包括由科研工作者进行的一系列临床和动物实验，这些科研工作者都是通过培训并获得资格的，并且具有药品评估经验。FDA 获得这些调查研究的数据和结论通常是由一些私人或公共机构进行的。美国 FDA 指导产品开发的所有阶段，包括对化学试剂或设备仪器应用于治疗的可能性的鉴定以及所有的动物实验及临床试验阶段等。

1978 年，FDA 颁布了药品质量管理规范（GLP），并实施实验室认证和监督程序。FDA 的 GLPs 与同样管理研究的环境保护署（EPA）规定很相似。两个机构都涉及实验操作以及动物饲养和管理的许多领域。USDA 规定在运输常见啮齿类实验动物时不需要健康证明（虽然大多数实验动物兽医提供），但是运输被感染的或患传染性疾病的动物到任何国家或地区是被禁止的。一些联邦和州的部门规定，禁止或控制野生动物或携带潜在寄生虫的运输。如，在加利福尼亚州进口青蛙需要经过特别许可才可以。

（3）州立法规：大多数州都有反对虐待动物的法律。一些州（例如纽约、康涅狄格和马萨诸塞州）还有附加条款，如对动物研究设施有类似 USDA 的监督措施。几个州立法禁止将收留所的动物用于科学实验，允许使用收留所的动物来做研究的州要求被收留的动物在收容所时间至少 5 天，让其主人有机会追回失去了的宠物。

2. 机构指南　每一个在动物身上进行生物医学研究的高水平机构都有关于动物管理使用、兽医定期检查和设施设备的程序规则。应该制定动物管理和所支持项目的标准操作规程（Standard Operating Procedure，SOP）。此外，人事管理的各个方面都应包括在内，如纳税和责任，人员和动物的健康监护、设备及其使用特点、调查员、设备的运作等。每种设施在负责动物管理流程上都是独特的，并且其建造和使用要符合联邦国家、地方的制度规定。实验动物技术人员必须完全熟悉动物和设施的维护并应该了解并掌握机构对研究人员、管理人员或其他成员的要求。

3. 动物管理和使用　动物管理和使用委员会（IACUC）主要任务是对研究项目中动物使用操作进行全面检查，确定其是否符合相关联邦、州或地方的各项制度法规。此外，IACUC 还要至少每 6 个月对研究所用动物使用程序进行审查，并检查动物设施和实验室，以确保他们也符合规定。IACUC 必须服从联邦法律，其特殊职能和组成是由美国公共卫生署和美国农业部共同赋予。IACUC 必须包括一名在实验动物科学和医学上经过培训或具有经验的兽医、知识渊博的动物研究科学家或非科学家但至少有一个与公共机构的常务委员会不相关的成员。

4. 动物使用方案评审　审查好的实验方案包括对整个项目的基本原理阐述，研究者所提出的问题应该在动物使用中得到解答，还应包括研究实施的详细方案、使用动物的物种及数量，以及主要研究人员和主要助理或合作者的职称资格等。如果这些动物在研究的最后要安乐死，那么研究中必须对安乐死的方法进行描述，安乐死的描述必须符合安乐死兽医代表协会小组的规定。

动物使用之前，实验方案必须正式通过 IACUC 的批准。IACUC 有权利禁止任何一项研究的开始和进行，或终止有关动物福利已经被批准的方案，以确保各项设施能满足所有动物的需要。除此之外，IACUC 还必须评估方案是否符合其他机构的要求，如生物毒性委员会和放射性控制委员会。

在方案审查中，IACUC 的成员必须坚持遵守联邦和独立部门许多关于动物管理和处理的指导思想及法规政策。这些部门和政策包括美国农业部动物福利规定、公共卫生署政策、《指南》和关于该研究的制度性政策等。

方案的审查制度在于保护人和研究中涉及的动物利益。这是一个相当耗时的过程。依靠 IACUCs 对研究项目适当使用和人道主义对待动物的计划进行全面检查，以便考虑每一个项目的可行性。

5. 设施检查和项目　审查 IACUC 必须至少每 6 个月对动物设施进行审查和项目评估（facility inspections and program review）。检查通常是由所有 IACUC 成员进行或由不同小组委员会分不同时间进行，这取决于设施规格、动物数量以及研究类型等。IACUC 向指定官方机构报道检查结果，报告应包括任何与《指南》或其他规定不相符的检查结果。IACUC 最后还应提出相应建议。值得注意的是，IACUC 检验报告会成为被检查机构的部分记录并且作为认证前的重要参考。

实验动物技术人员必须与管理人员、其他动物管理成员以及负责设施维护等相关人员保持良好的沟通和交流，这一点至关重要。实验动物技术人员必须能够及时发现程序和设施的异常，并能迅速将信息反馈给相关人员，使问题和故障在最短时间内得到解决。

除了审查设施，IACUC 必须对研究项目的政策和程序进行半年度的审核，内容包括动物操作、麻醉技术、人员培训以及职业健康要求等。

6. 实验动物管理　评估和认证许多动物实验研究机构更倾向于对设施、员工以及项目做额外的认证，以达到《指南》以及其他规则的实验动物管理的相关标准。为了获得这个认证，外部审查的程序多由国际实验动物管理评估和认证协会（AAALAC）执行。AAALAC 是科学团体对动物管理与使用计划进行同等评估的非营利性组织。如果一个机构希望得到 AAALAC 认可，他必须提交一份申请和一份对其设施、程序和研究中动物使用的详细描述。随后 AAALAC 对各个部门的设施进行查访，进而进行评估并向委员会提出推荐认证。委员会对这些机构进行复审并就申请单位的认证状态提供推荐信。按照 AAALAC 委员会的意见，如果实验动物管理和使用的各项设施计划符合既定标准，那么这项计划就会获得全部认证。获得认证后，每年都要向 AAALAC 提交一份设备书面报告，以更新审查程序。每 3 年 AAA-LAC 就会对曾获得认证的机构进行一次新的评估，只要没有重大的不足之处，认证会继续有效。如果存在不足之处，但可以在短时间内弥补，那么可以推迟认证时间。如果机构存在严重的问题，并且不能在 24 个月以内完全更正，那么这个认证将被取消。

7. 美国实验动物科学协会　（American Association for Laboratory Animal Science, AALAS）（http://www.aalas.org）该协会致力于人道管理和对待实验动物，负责美国联邦政府认可的实验动物科学技术人员的培训、资格认定等。AALAS 将实验动物技术人员资格分为三类：实验动物助理技师（assistant laboratory animal technician，ALAT）、实验动物技师（laboratory animal technician，LAT）和实验动物技术专家（laboratory animal technologist，LATG）。只有经过脱产理论学习和技术培训，参加考试成绩合格后，才可以获得相应的资格证书。

# 第二章　管 理 责 任

## 一、实验人员的管理

实验动物技术人员必须坚持做好记录，便于设施管理人员和调查人员根据既定标准确定下一个步骤是什么，这些记录也有利于检查实验过程中环境控制是否合适。详细记录可以提高设备利用效率。如，一个动物房的每日记录表可用于确定所饲养动物的品系或物种、动物来源、房间的温度或其他环境数据以及动物流动普查数据，包括数量增加、转移或死亡。

在许多机构，实验动物的引进要录入中心系统，动物有身份编号，啮齿类动物按群编号；兔子、犬、猫、和其他大型动物进行个体鉴定编号（个体鉴定是猫和犬动物福利法的要求，但是大部分机构也分别对兔以及更大动物进行个体识别。）。通过这些数据，动物都拥有自己的笼号卡片。卡片信息包括动物编号、物种品系、来源或供应单位、接受日期、出生日期、性别、实验编号以及负责用该动物做实验的主要研究人员信息等。卡片还有一般的说明，如体重、颜色（或者标识）或其他备注。这些卡片做成不同颜色以反映物种、名称、处理方法以及健康状况或其他重要信息。

SOP 是对各种操作的一个规范化描述，这些 SOP 一般置于办公室里便于动物技术人员和研究人员参考利用。贴于实验室或动物房门上，实验动物技术人员在参考的同时也可以将其他记录或日历较短的 SOP 通过卡片的形式填入其中。SOP 的使用是确保动物管理一致性的重要方法。

对所有物种都要坚持做各种临床记录，显示所有物种的健康状况以及其他相关信息。对较大动物诸如灵长类动物、犬、兔子、猫和家畜等，记录应显示疫苗免疫和驱除寄生虫的方法，以及其他与健康相关的信息。

其他记录可以根据需要而定。中心记录详单用来记录所有到达的人员及所做的处理情况；种群检查记录表可方便调查人员工作。一些大型育种设施应选择称职的饲养员操作，保持良好的繁殖生产。饲养记录对于实验啮齿类实验动物的繁殖至关重要，因为转基因品系或近交品系都需要特殊的饲养管理来维持品系的独特属性。所有这些记录可以为以后饲养和繁育需要、动物空间以及动物管理方案的改进等提供参考。除此之外，还应对动物实验研究方案进行记录，包括预期结果、进展及曾做工作等。动物管理设施通常设有独立管理系统，为整个实验动物设施内的实验动物管理需要和要求提供服务。动物设施主任负责独立管理系统，并对设施内全部动物设施进行监督。独立管理系统包括所有与从事动物管理设施相关人员，也包括所有动物和设备的采购、每日评估、评价、设备和设施折旧，笼具和其他设备的库存、运作成本、供应和饮食等。

### 二、预算

为了提高动物设施的运作效率，合理成本的计算方法必须列入设施准备的预算中。例如员工工资、福利、设备、用品和其他部门或设施操作开支等应该属于直接成本。直接成本是由所饲养的动物数量决定，包括饲料和饲养费用。间接成本包括动物设施、能源消耗、设施和设备折旧等。间接成本并不取决于所饲养动物的数量。直接和间接成本都属于核心成本。

### 三、成本核算

动物个体成本核算可以预测实验动物设施基本成本。预期成本与实际成本的比较能够揭示在哪些领域可以降低成本，这可以培养动物管理人员的成本意识。成本分析也可以反映出所提供的服务可能是最大的成本。通过修改或尽量的消除、改善服务以充分利用现有资源。

#### （一）费用组成

大多数动物设施的运转成本由使用动物的研究者支付，而研究者支付费用的标准来源于每日费用。每日费用是指饲养一只动物一天所需费用，包括实验人员费用和维持动物正常需要所需的费用，后者通常是由动物饲料、饮水、更换垫料、笼具清洗和消毒、每日观察和记录组成。此外，还包括动物采购、防护服、清洁用品、设备管理、废物处理、设施管理、技术员和调查人员培训以及动物临床观察、实验检查和专业服务等。

#### （二）费用计算

每日费用计算最初包括试预算平衡，也就是关于动物设施功能所有已知成本的总和。试预算平衡包括所有动物设施运转所产生的内部直接和间接费用，通常为期12个月。实验动物设施内部非直接成本包括电话、电力、设施维修，行政管理费用是否计入成本分析取决于制度。

内部直接成本是由动物饲养以及其他根据具体项目需要而由动物设施提供服务所产生的。内部直接成本包括参与动物饲养管理人员的工资和福利。内部间接成本（维持费用）是由维护动物设施而产生的，但对某一特定物种或研究项目而言是不确定因素。内部间接成本还包括诸如动物采购和动物设施管理。一个成本的产生会关系到许多个核心成本的产生，每个核心成本根据其实用度占有相应比例。

影响动物饲养成本的因素有很多，不同研究机构的设备维护费用、管理成本的计算方式也不同，所以，不能简单比较不同实验动物设施之间动物的实验成本。

## 四、时间管理

时间管理对工作效率有深远的影响。工作人员对时间的管理方式取决于其对空余时间和工作时间的分配。很少有人喜欢花费额外时间或周末加班管理动物。虽然加班是很有必要的，但应该通过合理的规划将加班减少到最低。问题是"你如何能更好地利用你的工作时间更有效地完成工作呢？"答案是：工作计划！

### （一）工作计划

制订工作计划主要包括四步：第一：首先确定你属于哪种人，你是属于节奏较慢但很有条理的人还是属于精力充沛快节奏的人？属于哪种类型会对你从事一项特定工作时间计划的安排产生影响。另一个考虑因素是一天中哪个时间段是你最有效的工作时间。如果是早晨，将难度较大的工程安排到那个时间段是明智的选择。第二步：明确工作目标。这不仅包括每天的目标，还包括1周内的计划任务。确定目标最好的方式是将你要做的事情列出记下来，这对掌握你每日活动是十分必要的。在列出你目标的同时，有几点需要注意：第一，不要将必须要做的项目排在计划之外。一定要将时间留给不可预期的问题或任何计划表中的重要部分。第二，确定目标要符合优先原则，选择最重要的工作并将其首先计划安排好。不要养成先做简单工作把重要工作往后推的不良习惯。这属于拖延，它会打乱优先重要目标的完成。第三和第四步是开始你的工作。推迟你的工作并不难使其变得容易完成。你可能经常会发现：你开始干一项复杂工作时，其实它比你起初想象容易多了。整洁的工作环境会使困难的工作变得得心应手，所以，要不断清理你的工作环境，提高你的工作效率。

### （二）任务委派

任务委派是良好时间管理的一个重要部分。将特定工作分别委派给其他人从而使实验动物技术人员有时间做更重要的事情。工作委派对管理者来说是一个特别有价值的管理方式。管理者经常将非常规或非预期的任务分配下去。任务委派后允许他们有更多的时间和精力去完成特殊的任务。合理的任务委派还能允许实验动物技术人员有更多的机会去完成工作计划之外的程序，如参与研究项目。

当一个任务委托给你，首先你要完全理解管理者的指令。不要担心问任何问题，一定要将所有疑惑弄清楚。如果需要，记录下具体工作的描述。这是你获得更多职责的机会，因此尽最大努力完成好工作是非常必需的。如果你将任务委托他人，要确保他们知道要怎么做、如何完成任务以及这项任务的时间安排等，随后确定任务分配完成，及时对任务完成情况进行反馈。

**延伸阅读：**

1. 国家科学技术委员会. 实验动物管理条例，1988

2. 北京市人大常委会. 北京市实验动物管理条例，2004

3. National Research Council of the National Academies. Guide for the Care and Use of Laboratory Animals，Eight Edition. Washington，DC. The National Academies Press，2011

4. P. Timothy Lawson. Laboratory Animal Technician Training Manual. American Association for Laboratory Animal Science，2004

# 第 二 篇
## 实验动物学基础知识

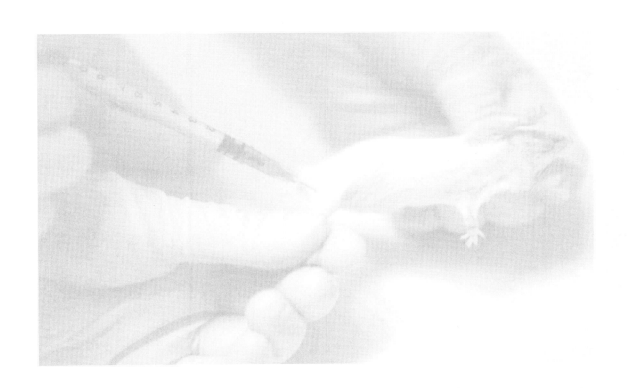

# 第三章 基础实验技术

实验动物和动物实验技术人员通常完成本职工作需要接受特定的技术培训。如，需要学习注射给药、血液采集以及解剖学知识。对这一章节所讲述的动物实验技术，需要技术人员注意细节，练就过硬的技术，避免对动物和人员的伤害。

## 第一节 注射技术

注射器是一种常见的医疗用具，由前端带有小孔的针筒以及与之匹配的活塞芯杆组成，主要用于注射或抽取药液。

注射技术是通过注射器械给动物注入受试物、麻醉药以及其他药物的方法。

注射器械有一定量程，一般容量范围从1~60ml。现在大多数情况下使用塑料的一次性注射器，可重复使用的玻璃注射器很少使用。注射针头是注射器的重要配件，注意选择合适的型号。

所有的医疗器具在使用前必须进行无菌和干燥处理。一次性注射器应作为有害生物废品处置（图3-1）。针头应该装入利器盒中，以免造成意外的伤害。

常用的注射方法有静脉注射（intravenous，IV）、腹腔注射（intraperitoneal，IP）、肌内注射（intramuscular，IM）、皮下注射（subcutaneous，SC）和皮内注射（intradermal，ID）

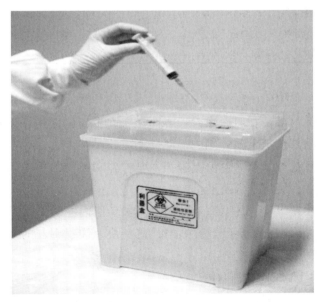

图3-1 利器盒

等。根据动物品种、药物剂量和吸收途径等选择不同的注射方法，注射前要求对注射部位的解剖学结构有大致的了解。药物被身体吸收的效率因注射部位而异，通常静脉注射最快。不同动物的注射部位、注射剂量及推荐使用的针头规格和注射器容量请见表3-2。

表3-2　常用实验动物注射方法

| 物种 | 静脉注射 | 腹腔 | 肌内 | 皮下 |
|---|---|---|---|---|
| 小鼠 | 尾静脉，0.2ml，<25 | 2~3ml，<21 | 四头肌/后股，0.05ml，<23 | 颈，2~3ml，<20 |
| 大鼠 | 尾静脉，0.5ml，<23 | 5~10ml，<21 | 四头肌/后股，0.3ml，<21 | 颈/背，5~10ml，<20 |
| 地鼠 | 股动脉或颈静脉，0.3ml，<25 | 3~4ml，<21 | 四头肌/后股，0.1ml，<21 | 颈，3~4ml，<20 |
| 豚鼠 | 耳静脉，隐静脉，0.5ml，<23 | 10~15ml，<21 | 四头肌/后股，0.3ml，<21 | 颈/背，5~10ml，<20 |
| 家兔 | 边缘耳静脉，2~5ml（缓慢），<21 | 50~100ml，<20 | 四头肌/后股，腰肌，0.5ml，<20 | 颈/胁腹，30~50ml，<20 |
| 猫 | 头静脉，2~5ml（缓慢），<21 | 50~100ml，<20 | 四头肌/后股，1ml，<20 | 颈/背，50~100ml，<20 |
| 狗 | 头静脉，10~15ml（缓慢），<21 | 200~500ml，<20 | 四头肌/后股，2~5ml，<20， | 颈/背，100~200ml，<20 |
| 灵长目动物（绒） | 尾静脉，0.5~1ml（缓慢），<21 | 10~15ml，<21 | 四头肌/后股，0.3~0.5ml，<21， | 颈，5~10ml，<20 |
| 灵长目动物（狒狒） | 头静脉，跗骨静脉，颈静脉，10~20ml，<20 | 50~100ml，<20 | 四头肌/后股，1~3ml，<20， | 颈，10~30ml，<20 |

1. 肌内注射

注射部位：肌内注射一般选择肌肉丰厚的部位，下肢、上肢或背部肌肉均可。较常用的注射部位是大腿外侧或臀部。

注射方法：注射位点避开主要神经和血管，首先消毒注射部位，然后垂直进针，回抽无血后，缓慢推入药液。

**注意事项：** 注射适量的药物（如兔肌内注射每次不多于0.5ml），以免导致组织受损或药液外流。推送药液速度适当，避免快速注射引起的动物疼痛，动物挣扎明显时适当活动肌肉利于吸收。

2. 腹腔内注射

注射部位：腹腔内注射通常在腹部1/2处下方，腹正中线两侧。

注射方法：腹腔注射常用于大鼠、小鼠、豚鼠等啮齿类动物的给药。为避免伤及脏器，

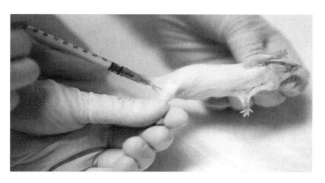

图 3-2　小鼠肌内注射

注射时可以使动物头部稍低，以使其下腹部脏器上移。用酒精棉球消毒注射部位，消毒时要逆着被毛方向和顺着被毛方向均涂擦若干遍，使皮肤和被毛得到充分的消毒。先将注射器针头刺入皮肤，进入皮下后，向下倾斜针头，以约 45°刺入动物腹腔。穿透腹膜后，针尖的阻力消失，会有空腔感。回抽针栓，如无回血或液体即可注入药物，注射完毕后拔出针，用酒精棉消毒注射部位。豚鼠，大鼠腹腔注射也可固定于网盖或粗糙平台上，然后将后肢和尾部固定并往上提起，暴露后腹部注射药物，建议注射前用绵布盖住大鼠头部进行保定，可减少动物应激。

**注意事项**：进行腹腔内注射时应注意避开肝脏和膀胱，即注射点不能在腹腔上半部和底端中间。在注射之前回抽进行检测是非常重要的。如果注射器内吸入的是黄色液体，针头可能在膀胱。如果吸入的是深绿色液体，针头可能在大肠或盲肠。出现任何一种情况，注射器必须废弃，并且重新操作，因为需要注射的液体已经被污染了，所以不能再注射入体内。

3. 皮内注射

注射部位：皮内注射是将药液注入真皮层。

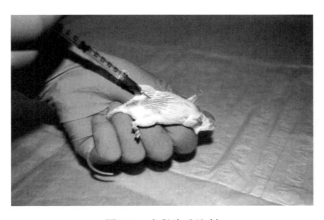

图 3-3　小鼠腹腔注射

注射方法：皮内注射时，需先备皮。然后用酒精棉球局部消毒，用左手将皮肤捏成皱襞或轻按皮肤注射部位绷紧，右手持注射器，使针头以0°或30°角度刺入皮肤，然后将针头向上挑起再稍刺入，即可注射。皮内注射的液体量很少（0.1~0.2ml）。注射后，皮肤上会形成一个清晰的皮丘（图3-4）。

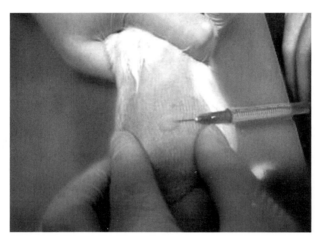

图3-4　豚鼠皮内注射

**注意事项**：进针要浅，避免进入皮下；注射时会感到有很大的阻力，所以注入药液时要缓慢；注射完不要急于拔出针头，避免带出药液。

4. 皮下注射

注射部位：皮下注射应选择皮肤松弛的部位。

注射方法：注射时，先用酒精棉球消毒需注射的皮肤，再用左手示指及拇指轻轻捏起皮肤，使皮肤与机体形成三角形的空腔，将注射器针头刺入空腔，推入药液即可（图3-5）。

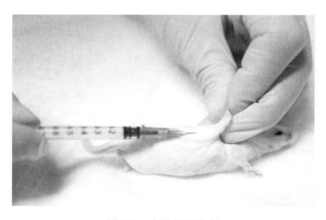

图3-5　小鼠皮下注射

**注意事项**：注射时注意不要刺入肌肉组织，同时也要注意针尖位置远离捏起皮肤的手指，防止被刺伤。

5. 静脉注射

注射部位：静脉注射就是选择能够清晰辨认且容易进针的浅表静脉进行注射。

注射方法：注射前，对注射部位剃毛并对皮肤进行消毒灭菌。对血管近心端施压使血管内血液充盈，血管隆起。注射时大约以与水平呈30°度进针，当少量血液被吸入注射器后说明针头已经进入血管，此时解除前端施压，进行注射（图3-6）。

**注意事项**：使用杀菌剂不仅能杀菌，还能使血管扩张，清晰可见，易于注射。静脉注射时必须控制慢速以免引起动物休克甚至死亡。注射液温度过低（原则上注入药液的温度接近体温），悬浊液混合不充分等都会产生不良后果。注射结束后，对注射部位要施压几秒钟，防止产生血肿。

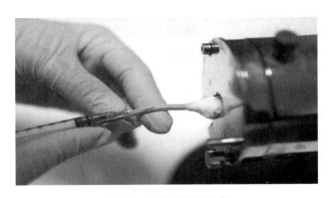

图 3-6　小鼠尾静脉注射

# 第二节　血液采集技术

实验动物血液是获取实验数据的重要物质，血液采集技术是成功采集标准血液的重要步骤。采血部位和数量取决于动物品种及实验检测内容。

1. 静脉采血

采血部位：静脉采血选择能够清晰辨认且较粗的浅表静脉。

采血方法：静脉采血技巧是所有采血方法的基础。采血部位消毒，按压近心端，阻止血液回流，注射器与血管呈30°度进针，当少量血液被吸入注射器后说明针头已经进入血管，继续抽取血液。

（1）鼠面静脉和颌下静脉采血：大鼠和小鼠面静脉（上颌静脉）和颌下静脉血管位置较浅，容易采集。上颌静脉在鼠的眼眶后凹陷处，而颌下静脉是在下颌骨后方咬肌边缘，尤其是白色鼠，能看到一个很明显的黑斑。采血时，用左手将鼠保定，酒精棉球消毒采血部位，采血针迅速刺入面静脉和颌下静脉，拔出后血液流出，立即将血滴入集血管中，采血结束，立刻用灭菌干棉球压迫止血（图3-7）。

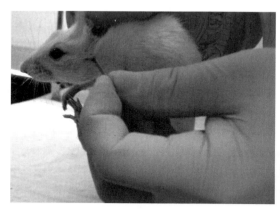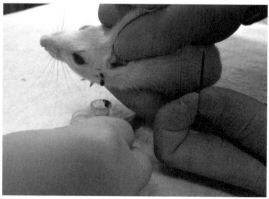

图 3-7　小鼠面静脉（上颌静脉）

（2）耳缘静脉采血

采血部位：常用于兔和小型猪的静脉采血。

采血方法：用固定器将兔子固定，消毒采血部位，用一只手按住耳缘静脉耳根部，阻止血液回流。将针按逆血流的方向刺入（图3-8），此时，使静脉扩张是很重要的，可用压迫或加热即可。采血结束后，用纱布或干棉压迫止血。小型猪的缘静静脉采血时，使用头

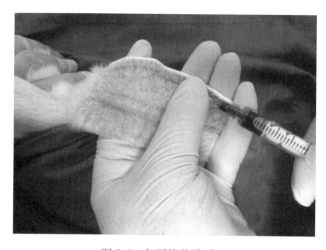

图 3-8　兔耳缘静脉采血

皮针较容易固定和保持针头的位置（图3-9）。

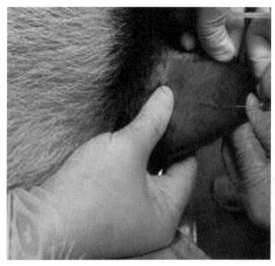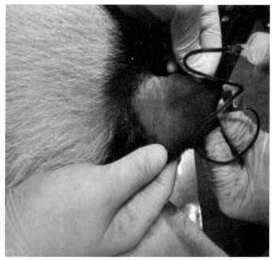

图3-9 小型猪的耳缘静脉采血

（3）尾静脉穿刺采血

采血部位：常用于大鼠、小鼠的尾静脉采血。

采血方法：大鼠和小鼠的尾两侧皮下尾侧静脉和背部皮下背侧静脉，位置浅，易固定和操作，采血时，先将鼠尾置于45～55℃水浴中浸泡1～2分钟或用酒精擦拭使血管充盈，用4号针头或头皮针与血管平行刺入尾静脉，见回血即可缓慢抽取（图3-10）。使用头皮针

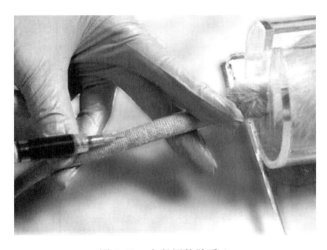

图3-10 大鼠尾静脉采血

采血，可在抽血过程中易固定和保持针头的位置。

（4）皮静脉采血

采血部位：一般位于前肢桡侧正中位，如犬前肢皮静脉。

采血方法：犬前肢皮静脉采血一般需要助手协助操作，助手将犬的前肢大腿抓紧固定，用拇指压迫膝关节，使皮静脉怒张。采血者将犬的前肢大腿从外向内握住，看到前肢中央的纵行的皮静脉后，用75%酒精棉球消毒，充分暴露桡侧皮静脉，用右手探摸犬的皮静脉，确定进针位置，将注射器针头或头皮针刺入针管，回抽针栓，会在针筒内或头皮针内见到血液，表明已在静脉内（图3-11）。取血完毕后，用纱布或棉球压迫止血。

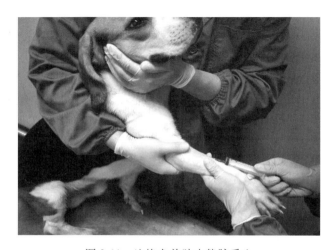

图 3-11　比格犬前肢皮静脉采血

（5）隐静脉采血

采血部位：一般选择动物后肢隐静脉。如犬后肢小隐静脉。

采血方法：隐静脉在后肢关节处，首先消毒采血部位，用手指按压确定血管位置，注射器与机体成30°角刺入回抽血液（图3-12）。这种程序可以不麻醉，可以每天重复采样。

**注意事项**：采集血液时，注射器必须与采血点血液压力方向一致，以便血液进入注射器。血液采集完毕，拔出针头后要及时用灭菌干棉按压采血点一会儿，以防止血肿形成。

2. 动脉采血

采血部位：采集动脉血液时一般选择浅表或容易分离的较深层动脉。如兔耳中动脉和颈动脉。

采血方法：方法与静脉采血一样（图3-13）。

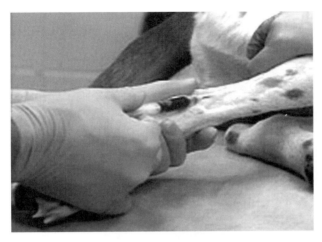

图 3-12　比格犬后肢的浅表小隐静脉采血

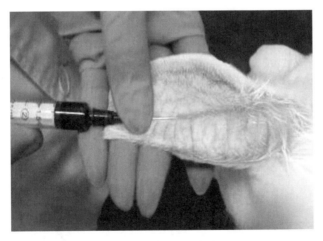

图 3-13　兔耳中动脉采血

**注意事项**：特别注意，采血过程中动物和采血器具必须固定好，一旦器具脱落会造成血液喷流；采血结束后，应采用血管缝合或较长时间按压，以防止动脉出血。

3. 眼眶采血

采血部位：采血部位为眼眶静脉窦。

采血方法：眼眶采血，是针对没有足够大的血管可以通过合适针头和注射器进行静脉采血的一种采血方法，这种技术方法仅限于静脉窦较大的啮齿类动物。如，小鼠、大鼠、地鼠、沙土鼠、豚鼠等，最常用在大、小鼠取血。通常先对动物全身麻醉，捏住颈部皮肤，使眼球突出，用毛细管从前眼角向眼球后上方刺入，血液会沿毛细管流出（图3-14）。

**注意事项**：采血后要用干棉球轻按眼角，使眼眶紧闭几秒钟促进采血处血管伤口凝血，然后给动物眼睛涂抹一点眼药膏。如果重复采集血样，需要先确定次数和间隔采血时间。

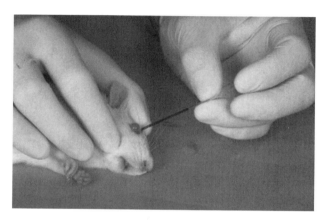

图3-14　小鼠眼眶采血

**4. 心脏采血**

采血方法：从啮齿动物采集大量血液通常是刺入心脏来获取。动物侧卧位固定，通过肋间插进（在肋骨的中间部分）心脏（图3-15），或者动物仰卧位固定，胸骨下侧（剑突处）进针抽取（图3-16）。

**注意事项**：这种采集方式较危险，缺乏经验的技术人员不小心伤到肺、胃、心腔及心脏壁等，会造成动物死亡。因此，这种采集方式需要相当小心谨慎；血液要慢慢抽出以防止心脏衰竭。

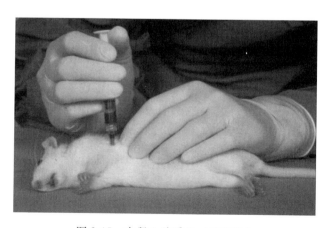

图3-15　大鼠心脏采血（胸腔法）

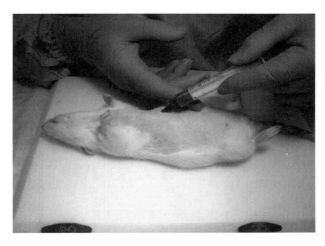

图 3-16　大鼠心脏采血（剑突法）

5. 剪尾采血　剪尾采血主要用于大、小鼠。此方法可用于反复多次采血的动物，但每次采血量不大。

采血部位：部位选择在距尾尖 0.1~0.5cm 处，以降低对动物的伤害。

采血方法：将大鼠或小鼠固定后，尾巴用 75% 酒精涂擦或温水（45~55℃）浸泡，使尾静脉充盈。直接用剪子剪去尾尖，尾静脉血即流出几滴。用此法采血量不多，可用作一般血常规等试验。也可直接将尾尖部剪去 0.1~0.5mm 组织，用手由尾根据至尾尖按摩使血液流出，血流缓慢呈滴状，将血滴入集血管中或用毛细血管吸取，剪尾仅限于尾尖 5mm（图 3-17）。采血结束，立即用灭菌干棉球压迫止血。

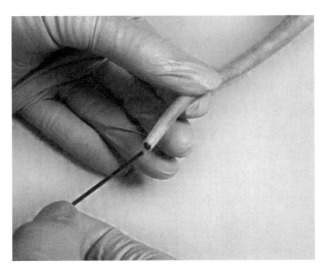

图 3-17　大鼠剪尾采血

**注意事项：**采集的是动静脉混合血液，注意严格止血，防止动脉血渗漏。

6. 血容量动物　血容量大约是身体重量的 6%，随动物物种、年龄、性别等而改变，6% 是一个平均值，这个意味着一只 3 kg 重的兔子大约有 180 ml 血液。当以定期间隔采集血液样品时，原则上要求保证动物的健康不受影响，需要动物体重量的 1% 血量时，每两周采集 1 次。对一个 3 kg 重的兔子来说，意味着每两周间隔可采集 1 次 30 ml 血液，这样不会因失血过多引起负面影响。

## 第三节　灌胃给药

灌胃是经口给药的方法之一。经口给药一般有两种方法，比较简单的方法是把药做成动物喜欢吃的性状，与动物喜欢的食物拌一起放在动物（如犬、猫、羊等）的咽部使其吞下去，但在大多数啮齿类动物，这些方法不易操作，而且给药量往往不准确。灌胃给药是直接将药物灌入胃部的方法，对啮齿类动物来说操作容易，重要的是能够保证给药量的准确，灌胃给药不仅是啮齿类动物经口给药的常用方法，也是其他动物重要的经口给药方法。

灌胃给药方法有两种工具，即使用灌胃针的插入式灌胃和使用胃导管的导管式灌胃灌胃针和灌胃管。插入式灌胃针常用于大鼠、小鼠、地鼠和豚鼠等啮齿类动物，导管式灌胃管给药常用于兔、犬、猪、猴等中型和大型动物。

1. 灌胃针灌胃方法　将灌胃针安装在注射器针筒上使用。例如小鼠灌胃，固定小鼠使其处于竖直姿势。灌胃针的顶部比较平滑防止戳伤。根据实验技术人员的习惯，灌胃针可以保持直的或稍微有点弯度。灌胃针的长度取决于动物的大小。操作前，应先用灌胃针测量从口到动物最后 1 根肋骨的距离以确定插入的长度。以与竖直小鼠垂直角度将针送入动物口中，轻轻抵在上颚后壁中间，慢慢下滑，不要用力，到达会厌软骨部时会有阻力，依动物吞咽动作稍用力，灌胃针送入食管。当灌胃针前端到达胃部时注入药液，然后拔出灌胃针（图 3-18）。通过练习，这种操作方法非常容易且迅速达到目的。

**注意事项：**在对动物灌胃时必须格外小心，确保没有进入气管。如果液体进入肺中会导致动物死亡。

2. 灌胃管灌胃方法　通过胃导管直接将准备好的药液送到胃部，除胃导管外，还需

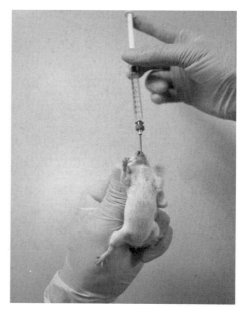

图 3-18　小鼠灌胃

要一个开口器。开口器可以将动物的牙齿撑开、固定，然后将管道从开口器穿过直到咽部，这时会遇到一个较小的阻力并且会引起动物的呕吐反应，但是管道还要继续插入食管直到胃部，并确认灌胃导管插入胃内后，再接上注射器，注入药液（图3-19）。开口器可以防止动物将管道弄破。一般来说只要有合适的开口器，所有动物都能采用这种灌胃方法。

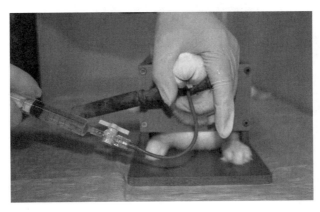

图 3-19  兔子灌胃

**注意事项**：胃导管插入后，要确认是否准确插入胃内，可将导管另一端插入水杯中检查有无气泡，若无冒气泡，表明插入位置准确，反之，则应拔出重新插入，只有在确认没有误入气管后方可注射药物。此外，为确保给药量准确，给药结束后，可用少量水把导管中残留药物冲入胃内。

# 第四章　遗传与育种

为了成功培育实验动物，需要了解基本的遗传及繁殖知识。繁育系统的选择必须与实验项目的要求相符，且与物种的行为特征相对应。本章重点在于介绍动物遗传和育种一些基本概念。

## 第一节　遗　传

遗传特性是由染色体上被称之为基因的基本单位决定的。在低等生物（如细菌）中通过无性繁殖方式繁殖，在拥有不同性别的高等生物中通过有性繁殖方式繁殖，基因以一种可预见性的方式从一代传到下一代。细胞核中的基因由 DNA 组成，DNA 通过确保每个后代都能准确复制的方式代代相传。有机体从毛发颜色到心脏大小在内的每一个性状都决定于其从亲代得到的基因。

1. 显性和隐性　等位基因大多数生物有一对染色体，分别来自父本和母本。一个染色体上每个基因在另一个染色体的同一位点或位置上都有与之相匹配的基因。位于同一位点上所有基因都被称为等位基因，且所有的等位基因影响同一性状。最简单的形式是一个显性基因表达产生显性性状的同时掩盖了与其对应的隐性等位基因的表达。仅有一个隐性基因通常不表达，除非控制同一性状的两个隐性等位基因同时存在。

一般来说，一个物种特征比简单的显性、隐性等位基因关系要复杂得多。动物通常有两个以上的等位基因控制同一性状，如在一个物种中存在不同的控制皮毛颜色的基因。

2. 基因符号　为了方便预测两个动物交配的后代表型，通常用英文字母代表不同的基因及其等位基因，这些字母被称为基因符号。大写字母代表显性基因，而小写字母代表隐性基因。一些基因符号包含几个字母，其中第 2 个及随后字母小写。有时候基因符号也使用上标（如 $W^v$）。实验动物技术人员记录基因符号时必须准确精密，因为简单的抄写错误可能造成严重的问题。如在小鼠中基因符号 $W_v$ 表示一个造成贫血和不孕的等位基因，而 $W^v$ 则代表造成小鼠步态蹒跚的基因。在印刷体文本中，基因符号用斜体字显示，除了符号"+"（不用斜体），其代表正常（非变异）或是经常被称为野生型。

3. 基因型与表型　动物的基因型是由其基因构成，无论这些基因表达与否。表型则是可观察和可识别的特征。举个最简单的例子，以决定小鼠皮毛黑色或褐色的基因为例：黑色是显性，由大写字母 B 代表（黑色是野生型，也可由符号+代表）。褐色是隐性，由小写字母 b 代表。若一只小鼠外观为褐色，或者说拥有褐色表型，那么它的两个等位基因都为 b，则基因型为 b/b，并且这一基因组成形成了动物特有的表型。黑色小鼠可能的基因型为 B/B 或 B/b，因为一个显性基因就能产生黑色性状。另外，还存在很多表型及基因型不完全显性情况，如基因型 B/b 或 C/c 可能产生介于 B 和 b 或 C 和 c 之间的表型。这被称之为部分或不完全显性，不完全显性在动物界发生频繁，时常造成功能异常（如先天缺陷）。

4. 纯合子与杂合子　合子是受精时由雄性配子和雌性配子结合产生（精子和卵子）。通常认为有机体是由受精卵发育而来。当一对等位基因相同时（两个基因分别来自同源染色体其中一条），该个体则为纯合子或者说对于此基因而言是纯合的。纯合的黑色小鼠产生的卵子（卵母细胞）或精子（精母细胞）只携带 B 基因，因为亲代双方染色体仅携带这一控制该皮毛颜色性状的等位基因。当两只纯合黑色小鼠繁育，它们的后代都仅有表达黑色皮毛的基因，不管哪只提供精子或卵子，对于褐色小鼠来说也如此，由于它们只能是纯合子，它们仅能产生褐色的后代。

若同源染色体上同一位点的基因不同，该个体为杂合子，或者说对于此基因而言是杂合的。基因型 B/b 的杂合动物产生两种配子，一种携带 B 等位基因，另一种携带 b 等位基因。若一个 B/b 的杂合子与一个 B/B 的纯合子交配，产生 B/b 或 B/B 两种基因型的后代，但这两种基因型都只表达黑色皮毛的表型。一个 B/b 杂合子与一个 b/b 纯合子交配，产生的后代一半是黑色一半是褐色。B/b 杂合子相互交配产生 75%黑色后代（其中 2/3 是杂合子 1/3 是纯合子）及 25%褐色后代，所有褐色后代都是携带 b 基因的纯合子。

5. 基因表达　单个基因可能影响多个性状，如致死性花斑基因（s1）纯合小鼠的被毛可产生花斑点（不同颜色的斑块）以及异常的肠道性状。相反，许多基因可能同时影响一个性状的表达。一些不同的基因，如野生色 agouti（A）、黑色 blank（B）、白化 albino（c）以及其他与之相对应的等位基因形成了一个基因层次，并通过不同途径控制小鼠毛发颜色。显性 agouti 基因（A）使小鼠毛发产生两种颜色，底部为黑色顶部或近顶部为黄色。在纯合子（AA）和杂合子（Aa）个体中 agouti 基因（A）抑制毛发固有颜色基因的表达。在隐性纯合子（aa）个体中，其隐性等位基因（a）使毛发的固有颜色得以显现。如前所述，褐色（b）基因是黑色（B）基因的等位基因。若存在白化基因纯合个体（cc），其隐性白化 albino（c）基因抑制所有毛发颜色基因的表达，因此产生白化动物。若相应的 albino 基因是显性的（C）且等位基因杂合（Cc），或两个等位基因显性纯合（CC），毛发颜色由其他表达的基因影响。当不受其他基因抑制时，至少有一种颜色的显性基因表达，如近交系褐色小鼠有复杂的毛发基因型 a/a、b/b、C/C。该基因型雌鼠与基因型为 A/A、B/B、c/c 白化雄鼠交配产生基因型为 A/a、B/b、C/c 的野生色小鼠。从以上讨论我们可以清楚地看到基因表达不仅能直接使动物产生特有性状，还能控制其他位点基因的表达。

6. 基因连锁　连锁基因是位于同一染色体上的邻近的不同基因且常常共同遗传，因此在相同基因型或表型中两个或多个连锁但相互独立的性状几乎常常共同表达。子代联合继承亲代最好的性状往往很困难，因为目的基因在纯合状态下可能与一个有害基因连锁。如果蝇的黑色体色基因与残翅基因（不发达）在一条染色体上紧密连锁。不管这一动物有任何其他性状组合，只要它是黑色体色，那么它同时会出现残翅性状。在不同染色体的基因位点通常独立遗传。它们往往分离或重组，不同于亲代中的任何一方。

7. 品系及品种命名　近交系（inbred strain）常常由大写字母或是大写字母与数字的组合来表示，如近交小鼠品系 AKR、DBA 和 C57BL，极少一部分品系仅用数字表示，如 129。亚系（substrain）命名是在原品系后加上数字和（或）培育该亚品系的人或实验室名称的缩写，亚系的符号在品系名之后并由一个"/"号分开。如，A/J 表示由 Jackson 实验室培育出的 A 品系小鼠。而 BALB/c 小鼠则是一个例外，其中 c 代表白化基因。兄妹交配（或亲代与子代交配）20 代以上培育出近交系。这些动物的基因位点中约 99% 为纯合子。近交动物在生物医学研究中价值极大，它们使药物检测的方法和规程能在近乎相同的动物体内完成。

远交群（outbred stock）常用大写字母或大写字母和数字的组合来命名，如 SW 和 ICR。远交群培育者的缩写常位于品系名之前并用"："号隔开，如 Crl：SW 是由 Charles River 实验室培育的 Swiss Webster（SW）小鼠。

两个常见的大鼠近交系 F344 表示 Fisher 大鼠、LEW 表示 Lewis 大鼠。两个最常见近交系豚鼠简单命名为品系 2 和品系 13 表示。Sprague-Dawley（SD）和 Long-Evans（LE）是两个最常见的远交群大鼠。

## 第二节　生殖与育种

实验动物技术人员必须了解每种动物生殖生理和育种的基础知识，以便精确的安排育种计划，从而确定怀孕和出生的时间。了解这一知识对技术人员更好地照料怀孕和哺乳期的实验动物及幼仔来说十分必要。对于一些特殊的实验动物物种或品系，其受精卵、子宫中可容纳的幼仔数、出生后可以哺乳和照料的幼仔数目都受其特殊生理和解剖特性影响。

1. 发情周期　雌性动物会有发情周期。每个周期有四个阶段：发情前期、发情期、发情后期、发情间期。在发情前期，卵细胞在卵巢中发育成卵泡。在这一阶段，雌性开始对雄性做出性反应。下一阶段发情期的标志是雌性对交配（性结合）表现出最大的接受能力。在发情期，卵细胞进入输卵管。在发情后期和发情间期两个阶段，雌性则忽视雄性。在发情前期开始时未孕雌性的生殖道恢复到初始状态。有一些动物两个繁殖季节间的不动情期相当长（如狗和猫）。发情周期的长度和频率取决于物种的品种和个体。1 年中仅有 1 次周期的称为单动情周期动物，有反复周期的称为多动情周期动物。

排卵是从卵巢中释放出卵细胞。自然排卵产生成熟的卵细胞是由周期性的激素分泌引起的。诱导排卵需要外阴阴道的刺激，如交配。机械性阴道刺激可被用来诱发排卵。雪貂、猫和兔子是比较常见的诱发排卵的实验动物。

2. 超数排卵　给动物注射促性腺激素可诱发排卵。注射促性腺激素通常会导致超数排卵，即诱导更多的卵细胞成熟并同时刺激卵巢释放更多的卵细胞。这种技术适用于从同一个雌性动物体内收集较多的卵细胞进行体外受精，将在以后的章节进行讨论。

3. 妊娠期　是从受精到出生或分娩的时间。妊娠期的长短根据每个具体物种而定。有些物种可能会出现假孕，造成假孕可能是因为雌性与不孕的雄性交配或是由于某些原因交配后未发生受精。假孕雌性显示怀孕的迹象，甚至可能筑巢和泌乳，但假孕的时间通常要比真正的怀孕时间短，当然也没有后代产生。

4. 人工授精和体外受精　雄性动物的睾丸产生精子。在雌性的动情期，雄性动物通过精液中的精子使其受精。这个过程被称为交配。人工授精需要人工方法将精子置于雌性的生殖道。人工授精的雌性个体可能处于自然动情周期或被注射激素诱导排卵（超数排卵）。可以通过使用人工阴道、手动或电动射精器从雄性个体中收集精液，或者在小型啮齿类动物安乐死后从睾丸/附睾收集精液。电动射精是通过定位于直肠内的电探针，准确提供一个轻微的脉冲电压使动物射精。体外受精涉及卵细胞和体外精子的结合，然后将由此产生的受精卵植入假孕雌性子宫或输卵管，受精卵将继续正常发育。

5. 卵细胞和胚胎收集　未受精卵可直接从卵巢中吸出或从输卵管冲洗出来。在较大动物体内，这一过程通常是通过活体手术来实施的。对于啮齿类动物，则一般需要实施安乐死后，从分离的输卵管冲洗出卵细胞。当需要大量卵细胞时，需要进行人工超数排卵。然后卵细胞可以与预先收集的精子进行体外受精。

胚胎收集与卵细胞收集相似，胚胎收集是在自然受孕后，在着床于子宫壁之前将其从输卵管或子宫中冲洗出来，然后将所收集的胚胎通过手术转移至其他雌性个体（代孕母亲）的子宫（有时是输卵管）。代孕母亲胚胎移植前，需与不孕雄性交配，造成雌性个体子宫内分泌激素的改变，使子宫为怀孕做好准备。交配通常发生在手术移植的前一天。不孕雄性是指做过输精管结扎手术，使其不育者。

这些技术需要精确的规划和安排时间，以确保代孕母体与供体卵细胞或胚胎同步化。这项实验需要大量的工作和开销，必须准确记录。

这些技术都用于生产转基因（transgenic）和基因敲除（knock out）动物，这将在本章后面进行讨论。此外，这里描述的技术也可以用来消除啮齿类动物某些疾病的感染，由于大多数感染性疾病（病毒、细菌、寄生虫）只能在出生后感染动物而不是在子宫内，因此，从患病动物取出的胚胎可转移至清洁的代孕母体内，由此产生的后代将不携带疾病和寄生虫。

6. 阴道细胞学检查　发情周期的各个阶段是通过阴道细胞学检查来判定。犬拥有增大的外阴，通常在发情前期产生血性分泌物。有些非人灵长类动物有月经和性皮肤肿胀现象（肛周组织的扩大）。阴道细胞学检查通过冲洗或擦拭来收集细胞。技术人员需将沾有无菌蒸馏水或生理盐水的拭子插入阴道后旋转擦拭。拭子采集阴道壁细胞后在玻片表面紧紧按压和旋转，将细胞转移至显微镜载玻片上。冲洗技术一般是使用无菌蒸馏水或生理盐水冲洗阴道，液体由一个离心管收集，并将沉淀物制成涂片。这些操作通常用于啮齿类动物、犬和非人灵长类动物。还有一些技术应用于涂片染色，以便鉴别各种不同的细胞类型。

许多物种发情周期每个阶段的特点是存在特殊种类和不同数量的细胞。如大鼠动情前期的特点是存在小而圆的有核上皮细胞，该细胞称为鳞状细胞，这一时期的持续时间为 12 小时。动情期间，雌性大鼠的性接受度提高，持续 9～15 小时，并以不规则形（角化）鳞状细胞为标志。动情后期的特点是出现白细胞（白血球）和一些剩余的角化细胞，这一时期持续 14～18 小时。白细胞和圆形上皮细胞是在动情间期时存在，这一时期持续 60～70 小时。动情周期中各个阶段的时长在不同物种间有很大差异，而阴道细胞学检查无法精确预测所有物种的动情周期的各个阶段。

了解发情周期对定时怀孕交配十分有用，因为雌性在交配时必须处于发情期，以便成功受精。知道交配的准确日期，可以准确计算怀孕和分娩日期。

## 第三节　繁　育　系　统

选择哪一种实验动物繁育系统取决于所需后代基因构成、物种特征、亲代年龄、可用空间和许多其他因素。成功的动物繁育计划需要对物种特性深入了解，也需要对所开展动物实验研究项目具体目标的深刻理解。

1. 单偶和多偶的交配　单偶和多偶交配是比较常见实验动物繁育系统。单偶交配指一个雌性个体和一个雄性个体进行交配繁殖，而多偶交配是两个或更多雌性个体和一个雄性个体进行交配繁殖。采取何种交配方式由动物物种特性来决定。如沙鼠为单偶配对，配偶双方将不会再接受别的配对个体。

2. 集约化繁育　集约化繁育方法要求雄性个体和雌性个体长期同居。如果动物能够忍受近交，一些雄性个体可以和许多雌性个体放在一个大笼子里，这样雄性动物数量少于雌性动物，占地小于单偶交配系统。然而，在这个系统中，成年个体的打斗与幼仔的受伤情况会增多。啮齿类动物中雄性与雌性长期同居，可以在产后发情期间交配，提高产能。

长期配对或一雄二雌交配系统可用于大多数小鼠品系，这样可避免动物间打斗。仔鼠从断奶后便共同饲养，有助于将攻击行为最小化，并鼓励所有成年个体参与照顾幼仔。

在只有雌性个体饲养笼中所有个体的动情周期都会受到抑制，而将一个雄性个体加入其中，3 天后所有雌性个体开始进入动情周期并同步化，这种现象被称为怀特恩效应。当需要为特殊的研究提供大量处于妊娠特定时期的小鼠时，饲养者往往会利用怀特恩效应。

在集约化繁育系统中，当雌性个体怀孕后需将雄性个体分开安置，直到幼仔断奶后雌性个体才能再与雄性个体交配。

3. 代乳　代乳母亲是处于哺乳期的动物，如果生母不抚养幼仔则由代乳母亲承担这一责任。如果生母死亡、生病或不能提供足够的乳汁以及不能照顾好自己幼仔时，幼仔会被交予代乳母亲抚育。一般来说，幼仔越小、与代乳母亲自身的幼仔年龄越接近，越有可能被成功抚育。

有些动物代养是可行的，患病雌性个体通过无菌手术产仔（剖宫产），无菌雌性个体做保姆代养，这是从患病动物中产生无菌后代的另一种技术，因为大多数疾病不能通过胎盘转移给发育中的胎儿。一窝幼仔的具体规模或特定数量的雄性或雌性后代都可通过同一天出生的几窝幼仔的交叉代养来调节。但有一些物种（如地鼠）几乎不可能代养，因为他们经常吃其他个体的幼仔。

# 第四节　繁　育　方　案

控制近交系交配可生产符合特殊需要、拥有独特特性的动物。不管想要何种产物，完善繁育方案通常都包括三个独特动物群体：基础群（foundation colony）、扩展群（expansion colony）和生产群（production colony）。原始的动物种群是基础群。在转基因动物中，目的基因被转入的动物即为基础者（founder）。基础群通过繁殖建立一个扩大群，这有助于确保所需的遗传性状不会由于基础群出现任何意外而丢失。扩展群进一步繁育产生了生产群，这才是在研究中真正使用的动物。

1. 杂交育种（hybrid mating）　是一种选择系统。亲代来源于不同的近交系，后代是亲代的混合型，或称杂合型。重要的是，如果要持续一个特定的杂交育种项目，必须每次都通过两个初始品系杂交产生子一代。杂交后代相互配对或杂交子代与纯合亲代交配将不会产生与纯合亲代交配相同的结果。杂交品系的命名是两株亲代品系的简写组合，母本的简写在前。如杂交 C3D2F1 是 C3H/He 雌性个体和 DBA/2 雄性个体的 F1 代（杂交子一代）。注意在杂交育种繁殖过程中要强调两个亲本品系的性别，因为用一样的两个近交系杂交，由于所用雌雄亲本不同，不同的父系和母系因素会导致产生两种不同的杂交一代动物。所有杂交子一代的基因型和表型完全相同。

2. 重组　近交系两个不同的近交系杂交、然后通过兄妹交配可培育出重组近交系，重组近交系可用于确定受几个基因影响或由连锁基因决定的性状的遗传。

3. 同源突变及同源导入育种　近交系动物偶尔会发生自发突变。同源突变动物通常是指由于单个基因发生突变而使其与该品系其他动物有所不同。如果携带同源突变的动物与同品系的其他成员繁殖，那么该突变基因则被保持，从而创造出一个新的动物品系——同源近交系。换言之，这两个品系仅有一个基因的差别，因此同源突变动物通常用来研究当所有其他基因都相同时某一个基因对动物的影响。

与自发产生同源近交系相反，同源导入近交系是由携带目的基因突变的动物和特殊近交系动物选择性交配而产生。携带突变的 F1 代随后与近交系动物交配，从后代中挑选突变携带者再次与近交系动物交配，经过 10~12 次的交配，突变基因在其后代中可以稳定遗传。这种同源导入基因有助于确定个体基因组成对单个基因表达的影响。

# 第五节　其他育种问题

用于生产的所有实验动物必须是健康的，使用患病动物建立生产群属于管理不善。

环境是实验动物繁育需要考虑的另一个重要因素。正确的光周期、温度、湿度和噪声等对于一个成功的繁育项目来说至关重要。而选择一个远离喧嚣地区的安静区域，可以减少噪声并提高繁殖成功率。

吞食和遗弃新生幼仔是所有实验动物中都存在的问题，它通常可能是由于雌性个体没有孕育经验、拥挤和恶劣的环境条件、工作人员烦扰新生幼仔或由区域中其他实验动物引起的不安。

笼养适合不繁育的动物而通常不适于繁殖配偶和后代。有时一些处于分娩期和拥有许多后代的实验动物需要较大的笼子来饲养。金属笼具中放入巢箱后才能被用于一些动物繁育。如兔子、豚鼠、地鼠、沙鼠、大鼠和小鼠等。与金属直接接触会使新生幼仔感觉寒冷，而且如小鼠这类后代体型较小的动物，可能会从金属丝网格中掉出去。高压后的稻草、刨花和纸纤维常用作一些物种的筑巢材料。家兔会拔出其腹部的毛并将其铺于巢箱上。

有些动物要单独安置，只有在雌性处于发情周期的时候才能被放置在一起。将雄性个体放入安置雌性的笼子后将有可能引起雌性更致力于护卫其领地而不是交配，如遇到这样的情况雌性会被带到雄性的笼子。如非人灵长类动物、兔子、地鼠。交配后再将雌性送回到自己的笼子。

技术人员会妨碍许多物种实验动物的交配行为，所以动物交配时实验人员最好回避。一些啮齿类动物可以通过观察到阴道内形成的阴栓来证实交配行为的发生，阴栓是由于精液和阴道黏液形成暂时的蜡样栓。交配发生后数小时后也能在笼子底部发现阴栓。新鲜的阴栓呈奶油色，性状跟粪球相似但稍大一些。检查雌性小鼠和大鼠阴栓是确定交配时间有效的办法，也是确定胎儿发育阶段的基础。另外，几乎所有常用实验动物，完全证实其交配成功的方法是取阴道拭子、显微镜下观察精子存在与否。

除了阴道细胞学，生理和行为特征也常用来确定最佳的繁殖期。如母猫动情期会发声、压扁背部和抬高臀部，尾部向旁偏转，后肢进行踩踏动作。这些行为可能发生在母猫接受雄性的前 1、2 天内。

狗在发情周期所观察到的外部信号是：

1. 发情前期不安，食欲增加，外阴肿胀并伴有排血。

2. 发情期血量排放减少，外阴肿胀，烦躁程度高，给予模拟交配设备时，迅速打开后肢、冲压前肢，并接受雄性个体。

3. 发情后期外阴肿胀逐渐消去，母狗（雌性）击退雄性，并呈现出正常的行为。

在一般情况下，大多数雌性实验动物初胎的幼仔数目要少于后来每一胎的幼仔数，同时雌性动物还有对初胎幼仔疏于照料的倾向，这可能导致初胎幼仔的死亡率与后几胎幼仔相比较高。当动物的繁殖阶段快要结束时，产仔规模会再一次变小。

有些动物（如，小鼠、大鼠和豚鼠）有产后发情期，发生在分娩后 24 小时内。在连续繁殖过程中，雌性通常在此期间受精，在怀孕的同时看护前一胎幼仔。饲养人员将妊娠的雌性动物与雄性动物分开，以便在雌性动物每一胎分娩后为其提供一段休整期，使雌性动物能在每次分娩后增强身体状况，幼仔断奶后雌性个体再次交配。当产仔数开始下降时，饲养人员常将该雌性个体和（或）配偶从繁育项目中移除。

难产在实验动物中偶有发生。雌性豚鼠 6 月龄之前交配，难产的发生率可降到最低。否则，耻骨联合处可能融合并使产道变窄从而造成幼仔难产。

依据动物属性选择繁育体系最为重要。人工交配是实现控制妊娠的理想方式，但耗费时间较长。

# 第六节　基 因 工 程

基因工程（genetic engineering）是改造生物体基因构成的技术。其中涉及的技术已经应用到从细菌、病毒到动植物等各种各样的物种中。小鼠是基因工程研究中最常使用的实验动物。

常用于动物实验的基因工程小鼠有两种：转基因小鼠和基因敲除小鼠。其中转基因小鼠是指将来源于其他动物的 DNA 插入其基因组内的小鼠。转基因小鼠中插入基因的功能与其在供体中的功能一致。如将人生长激素基因插入小鼠基因组中，小鼠不仅会表达自身生长激素，而且还会通过插入基因表达人类生长激素。由于生长激素的表达，这些小鼠要比同品系其他小鼠大。

除了插入额外基因，还存在封闭特定基因功能或从动物基因组中移除特定基因，这就是所谓的定向突变，该类动物则被称为基因敲除动物，因为它们一部分遗传物质已经被"敲除"。基因敲除小鼠常用来作为遗传性疾病的动物模型，可以人为地制备大批量基因异常或缺失的小鼠，用以研究该基因异常的影响。

已有三个成熟的技术有助于插入的 DNA 进入受精卵，从而制备转基因和基因敲除动物。第一步是收集受精卵，随后使用图 4-1 方法将新的 DNA 注射到受精卵中。

1. 原核注射（pronuclear injection）　是指通过毛细玻璃管拉成的细针，将外源 DNA 直接注射入受精卵的技术（图 4-1）。

2. 逆转录病毒（retroviral insertion）　插入是指将 DNA 连接到病毒上，当病毒感染受精卵时，其携带的 DNA 同时也进入受精卵。由于病毒本身的基因经过改变，使其可以进入细胞但不会引发疾病。

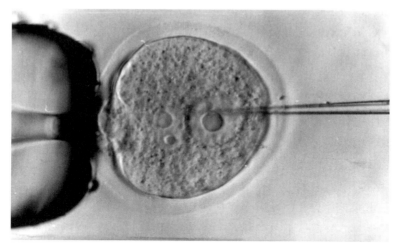

图 4-1　显微注射

3. 胚胎干细胞（embryonic stem cell）　插入是指收集的受精卵中所包含的一种独特细胞（胚胎干细胞）。这些特殊细胞具有分化成机体各种不同组织细胞的能力。收集完成之后，通过一个被称为电穿孔的过程将 DNA 导入这些细胞。小电流穿过包含了目的 DNA 与干细胞的溶液，使目的 DNA 进入这些细胞。

以上这三种方法都在体外进行。当目的 DNA 插入受精卵以后，便通过手术将受精卵植入代孕母体的子宫正常发育。通常，只有一小部分的胚胎能存活，而那些幸存下来的胚胎也只有一小部分包含目的 DNA。幸存后代的鉴定是通过收集一小块组织（通常是几毫米尾尖）并检测该组织中目的 DNA 拷贝的存在。如果存在目的 DNA，它通常会包含于动物的某些而不是全部组织中。动物某些细胞包含了新 DNA 而另一些细胞中没有新 DNA，则该动物被称为嵌合体。最理想的嵌合体动物是在生殖细胞（卵细胞和精子）中包含新 DNA。携带目的 DNA 的纯品系可以通过生殖细胞包含新 DNA 的嵌合体动物进行繁育生产。

大多数细胞繁殖是通过分裂来完成的，换言之，细胞简单地一分为二生成两个相同的拷贝，该拷贝被称为克隆（clone）。1996 年，胚胎学家伊恩·威尔莫特和他的同事在苏格兰罗斯林研究中心从绵羊乳腺细胞中提取出细胞核，并将该细胞核插入取出细胞核的卵细胞中，然后将这个卵细胞植入供体羊的子宫中，由此产生第 1 个成年哺乳动物的克隆。产生的后代是一个与供体动物完全一致的复制品（所有基因位点 100% 纯合）。克隆动物精确地复制了供体细胞的遗传物质。

令人振奋的是，类似技术正在迅速发展，将来某一天，只需要将正确的基因与缺陷基因做简单替换就能纠正人类和动物因基因缺陷而引起的疾病。管理这些生物医学研究项目中有重大价值的动物比较严格，对技术人员的要求也比较严格，通常他们需要具备丰富的知识。动物技术人员必须尽可能地向兽医及培育基因工程动物的研究人员学习。由于遗传物质的改变，转基因和基因敲除动物可能会与原标准品系动物有较大差别。与普通品系相比，它们往往更容易受到疾病的危害并且对于外界干扰会显得更为敏感。吞食新生幼仔是一个更频繁出现的问题，特别是在分娩期间或分娩后不久，饲养环境受到干扰时。这些动物的生产成本是巨大的，研究人员可能花费大量资金和若干年的时间来研究单基因品系，如果动物因为感染疾病或者劣质饲养导致动物的丢失，对于研究人员而言是毁灭性的打击。

# 第五章 解剖学和生理学

解剖学是研究肉眼可见的动物的结构或组织。作为解剖学的分支之一，组织学研究的是只有通过显微镜才能看到的组织。生理学是研究活的器官功能的学科，换而言之，研究活的器官如何行使功能。每种动物的器官、组织或者细胞都执行一种或几种特殊的功能，这些细胞、组织和器官各自的功能合在一起使得动物可以存活、生长和繁殖。

大多数实验动物是脊椎动物，这意味着它们都有脊柱。犬、大鼠、鸟类和鱼类都是在研究中经常使用的实验动物。实验动物解剖学和生理学的研究体现出了许多种属动物之间的相似性。物种之间的比较有助于建立研究人类和动物疾病的生物模型。

学习本章内容时，请特别注意学术用语并且将每个术语和与之相应的器官系统联系起来。如输尿管是泌尿系统的结构；输精管是雄性生殖系统的结构。另外，同样注意的是要通过多种图表来学习器官之间的关系。如空气进入肺的过程开始于鼻孔，然后通过喉、气管和支气管最后进入肺泡释放出氧气，这种有关气流方向的知识不仅有助于你了解呼吸系统的功能，还有解剖学和生理学是研究有关细胞、组织和器官的科学。解剖学多致力于了解消化系统、心脏和血管（循环系统）、泌尿系统和生殖系统的功能。

## 第一节 机体组成

动物机体分为三个水平：细胞、组织和器官。组织通常由具有相似解剖结构的细胞和细胞间质组成，器官通常由多种类型的组织组成。

1. 细胞 动物细胞有三种基本成分构成，它们各自行使特异的功能：①细胞膜：包围在细胞的周围，对营养物质和气体有特异选择性。如氧气进入细胞而代谢废物排出细胞。②细胞核：其中包含了遗传物质（DNA），控制细胞的功能。③细胞质：其中包含了营养物质和在细胞内行使生化功能的结构——细胞器（图5-1）。

细胞有许多部分组成。这些部分参与新陈代谢、细胞分裂、胞内物质的合成（如激素和抗体）。成年动物的机体由亿万细胞组成，它们共同维护机体的稳态。

许多细胞过程是主动的，也就是说需要能量。如将营养物质消化吸收为个体自身的组成部分就是一个主动过程。另一种胞内过程是被动的，也就是说，这些过程随着细胞内外

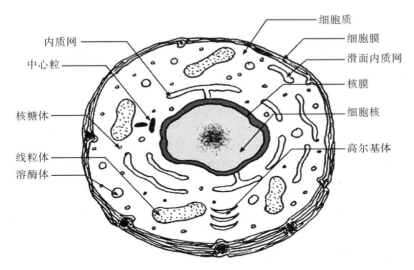

内质网
中心粒
核糖体
线粒体
溶酶体

细胞质
细胞膜
滑面内质网
核膜
细胞核
高尔基体

图 5-1　细胞结构示意图

的浓度梯度自然发生。如水通过细胞膜的过程就是细胞的一种被动过程。

2. 组织　多细胞动物以体内具有相似解剖结构的细胞通过细胞间质连接在一起形成的集合而存在，这些集合就称为组织。每种类型的组织具有一种特定的功能。以下为四种组织和它们各自的功能。

（1）结缔组织：将细胞、其他组织和器官连接起来或起到支持作用。骨骼、肌腱和皮下组织都属于结缔组织。

（2）肌肉组织：刺激可收缩，用以维持运动，保持姿势和产生热量。平滑肌、骨骼肌都是肌肉组织。

（3）神经系统：一种特殊的组织，可以将神经冲动传导至全身。大脑、脊髓和外周神经都是由神经系统组成的。

（4）上皮组织：覆盖全身表层，衬贴在体内各种有腔器官的腔面以及形成腺体。其功能是保护组织不受外界环境侵害。皮肤和附着在口腔中的黏膜都是上皮组织。

3. 器官和系统器官　由成群、多种类型的组织组成，在动物体内行使一种或多种功能。多种器官组合在一起形成系统来行使特异的机体功能。没有一种系统可以独自行使功能，它们必须依赖其他系统。如心脏作为循环系统的一部分，主要由特殊的肌肉组织构成，但仍包含结缔组织、神经组织和上皮组织。神经组织通过向心脏传递来自全身的信息来控制心脏。没有动脉、静脉和循环系统的其他部分，心脏就不能长久的行使功能。脊椎动物的机体包含了 11 种主要系统：皮肤系统、骨骼系统、肌肉系统、循环系统、淋巴系统、呼吸系统、消化系统、泌尿系统、生殖系统、神经系统和内分泌系统。

## 第二节　皮　肤　系　统

覆盖在动物体表的皮肤或上皮，保护动物使其不受外界环境的损害。这种保护对维护新陈代谢的功能极其重要。皮肤是由多层组织组成的，每一层都包含了多层细胞。皮肤保护机体使其不受动物所生存的多变环境的损害。脊椎动物的皮肤有三层最基本的结构：表皮、真皮和腺体。

1. 表皮　表皮是皮肤的最外层，由多层细胞组成。新生的细胞构成基底层，成熟的过程中逐渐移向细胞表面。表面的上皮细胞最终失去水分（角质化）并且脱落。上皮细胞在向表面迁移的过程中失去细胞核，所以不再是活细胞，这些角质化的上皮细胞中含有大量疏水蛋白使得皮肤具有防水性，这一功能使皮肤下的组织不易脱水。

2. 真皮　真皮层紧挨在表皮层以下，大部分由有弹性的结缔组织组成。包括了神经、血管、毛囊、平滑肌纤维、色素细胞（赋予皮肤颜色）及一些其他的腺体。

3. 腺体　皮腺（汗腺和皮脂腺）在皮肤表面开口。腺体分泌体液起保护、润滑、调节体温功能。皮脂腺和黏液分泌腺有助于润滑皮肤。汗腺分泌无机盐和水分，有助于调节体温。

## 第三节　骨　骼　系　统

动物机体的骨架结构称为骨骼（skeleton）。甲壳动物、昆虫类等其他无脊椎动物有体表的骨骼，称外骨骼。而大多数脊椎动物的骨骼在体内，称内骨骼。内骨骼是由软组织覆盖的活性骨骼和软骨组成的骨架结构。不管是脊椎动物还是无脊椎动物，骨骼都决定了其外形，具有支持、保护、有助于运动的功能。

内骨骼保护着脊椎动物机体的很多部分。如坚硬的颅骨保护大脑使其不受损害，心脏和肺位于一个半刚性还带点弹性的由胸骨、肋骨和椎骨组成的胸腔里。

骨骼通过提供肌肉的附着点来促进机体运动。骨骼在关节处通过韧带彼此相连，而肌肉通过肌腱在关节处附着于骨骼。肌肉收缩产生的力使骨骼产生杠杆运动。

1. 骨骼类型　脊椎动物骨骼系统中有两种类型：骨骼和软骨。脊椎动物有暂时性的软骨和永久性的软骨，最初在胚胎和幼年动物体内，骨骼是柔软的、有弹性的暂时性软骨。动物成熟后，骨骼逐渐变硬或者钙化，体内的钙与软骨结合，最终转变成骨骼。骨骼由非活性钙化的骨架和存在于其中的活性细胞组成。骨架使骨骼坚硬，而活性细胞使其具有成长和修复的能力。永久性的软骨并没有钙化，存在于肋骨、耳骨、椎间盘、关节表面、喉和气管。

2. 骨骼分类　骨骼从形态上可分为四种：①长骨：包括股骨、胫骨、腓骨、肱骨、桡骨、尺骨和指（趾）骨。②短骨：包括腕骨和跗骨。③扁骨：包括颅骨、肩胛骨和部分肋骨。④不规则骨：包括脊椎、下颌骨和部分盆骨。

每种长骨包含以下部分：①骨干：骨骼的主轴。②骨骺：长骨末端的特殊区域，幼年动物的骨在此生长。③髓腔：长骨内部的空腔，其中含有红骨髓或黄骨髓。骨髓是产生红细胞的地方。④骨膜：覆盖在骨骼上的白色纤维膜，其中含有骨形成细胞，是肌腱和韧带的附着地。

骨骼主要分为两种类型，中轴骨和四肢骨骼。中轴骨形成身体的中心轴，四肢骨骼形成四肢，附属于轴向骨骼。

3. 中轴骨　包括颅骨、脊椎、肋骨和胸骨。

颅分脑颅和面颅两部分。面颅即面部的骨骼及其相关的结构，包括下颌骨和上颌骨。牙齿镶嵌在面部骨骼中，但其在结构上却与骨骼大不相同。

脊柱包括很多骨骼，这些骨骼被称为椎骨。脊椎之间通过韧带彼此连接，通过椎间盘的软骨垫起到缓冲的作用。脊椎的分布使其具有弹性，还为身体提供了稳定性。脊柱包绕着脊髓，为脊椎动物提供保护和支持。

脊柱起于动物的头延伸至尾部，分为五个部分：颈椎（cervical，C）、胸椎（thoracic，T）、腰椎（lumbar，L）、骶椎（sacral，S）和尾椎（coccygeal，Cy）。一个物种的椎公式表明了脊椎的分区和不同分区的椎骨数量。如狗椎骨为：7 块颈椎、13 块胸椎、7 块腰椎、3块骶椎和 13~20 块尾椎。

第 1、2 颈椎分别称为寰椎和枢椎，连接颅骨和脊柱。骶椎愈合在一起为骨盆区域，提供额外的支持。

胸骨区域的轴向骨骼是由胸骨、肋骨和胸椎组成的。胸骨包括 3 块骨骼，自上而下分别为胸骨柄、胸骨体和剑突，这些骨骼包绕并保护胸腔，包括心脏、肺，还保护一部分腹腔。肋骨间的空隙称为肋间隙。

4. 四肢骨　四肢由四肢骨组成。四肢骨包括前肢附着的肩带。肩带包括左右肩胛骨还有大多数物种中存在的左右锁骨。肩胛骨并不附着于脊柱而是由肩部和胸部的肌肉固定。前肢包括肱骨（上臂骨）、桡骨和尺骨（前臂骨）、腕骨（腕关节）、掌骨（手骨）和指骨（手指、脚趾、拇指）。

大多数种类的动物都有同样多的上肢骨，但腕骨、掌骨、指骨的数目和形态却大相径庭。骨盆带是后肢骨的附着点，包括 3 块已经愈合的骨骼、髂骨、坐骨和耻骨。骶骨区域附着于脊柱背面。

下肢包括股骨（大腿骨）、髌骨（膝盖骨）、胫骨和腓骨（小腿骨）、跗骨（踝关节）、跖骨（脚骨）、趾骨（脚趾）。

组成大鼠的骨骼的结构、位置、功能和名称与绝大多数脊椎动物相似（图 5-2）。

5. 连接　和运动骨骼之间的连接方式使其能以多种形式运动。如腕关节可以做任何方向的轴向运动和旋转运动。肘关节不能做旋转运动，只能做一个方向的轴向运动。

关节运动的一般形式包括：

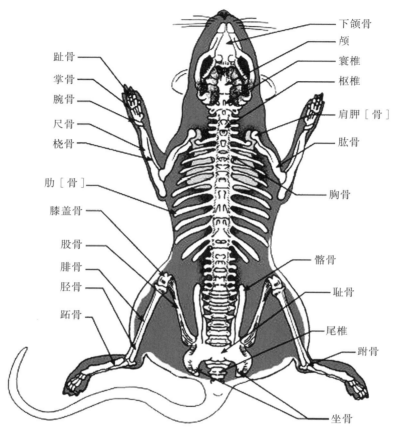

图 5-2  大鼠全身骨骼示意图

（1）旋转：绕轴运动，如将头从一边转到另一边。

（2）屈：弯曲或折叠，如肘关节的运动。

（3）伸：张开关节（与屈相反）。

（4）外展：骨骼远离身体正中线的运动。

（5）内收：向正中线靠拢的运动（与外展相反）。

## 第四节　肌肉系统

肌肉组织以不同的形式几乎分布在机体的各个部位，有三种不同类型的肌肉组织：骨骼肌（skeletal）、平滑肌（smooth）和心肌（cardiac muscle）。

肌肉组织可以收缩和伸展，负责大多数躯体运动。肌肉运动控制着运动、姿势的维持、食物通过消化系统、推动血液在循环系统中运动、眼睛聚焦。如此大量而活跃的肌肉组织要消耗机体大部分热量。

肌肉组织收缩可产生运动。通常肌肉接收来自神经的信号刺激而收缩。有意识地受外界刺激而产生自主的肌肉收缩。如与四肢相关的运动。潜意识的或受内部刺激而产生非自主的肌肉收缩。如呼吸运动、血液循环和消化。

这三种形式的肌肉组织在脊椎动物体内行使不同的功能。

1. 骨骼肌　首要功能是带动骨骼的运动。肌肉由通过大量韧带附着于骨骼的肌纤维（肌细胞）组成。当肌肉主动收缩或被牵引而引起特定的运动时，通常另一块肌肉都要舒张以使运动顺利进行。为人熟知的例子是前肢的肱二头肌和肱三头肌。前臂屈曲需要肱二头肌收缩的同时肱三头肌舒张，前臂伸展时肱三头肌收缩而肱二头肌舒张。

每块肌肉都是由肌纤维（肌细胞）组成，肌纤维有明暗相间的横纹，因此骨骼肌也称为横纹肌（striated muscle）。当需要做轻微的运动时，少数肌纤维相应收缩，激烈的运动则需要激活大量肌纤维。横纹肌的收缩能力很强，但相对于平滑肌，横纹肌容易疲劳。肌肉很少完全舒张，通常大多数横纹肌和平滑肌处于一种轻微收缩的状态。这种轻微收缩的状态，简称肌肉节律，有助于动物保持其正常的姿势。

2. 平滑肌　比起横纹肌，平滑肌收缩和舒张更为缓慢，不那么剧烈。平滑肌的收缩通常是潜意识的，这种类型的肌肉构成血管壁、消化系统和生殖系统。

3. 心肌　分布在心脏，是一种特殊类型的平滑肌。心肌是唯一在生物体整个生命周期都持续有节律收缩的肌肉类型。心肌纤维在一个连续的纤维网络内互相连接，因而对于任何一个心肌纤维的刺激都会传播到所有其他纤维。心肌细胞通常具有自我节律性，为心脏提供持续的动力。

# 第五节　循 环 系 统

细胞活性的维持取决于氧气和营养物质的供给，还有 $CO_2$ 和细胞产生废物的排出，这是循环系统（circulatory system）的基本功能。循环系统还运输一些激素和其他化学物质来帮助调节机体功能。机体细胞并不直接与血液接触，血液中的气体、营养物质和其他物质透过血管壁扩散到细胞周围的细胞外液。

1. 血液循环系统的运输介质是血液　血液由呈液体的血浆部分和自由漂浮在血浆中的多种类型的细胞组分构成。在许多动物体内，血浆构成全血容积的 55%，剩余的 45% 由红细胞、白细胞和血小板组成。

体内含量最丰富的血细胞是红细胞。红细胞包含了许多血红蛋白分子，可以与氧气和 $CO_2$ 结合，因而血红蛋白有助于气体的运输。哺乳动物的红细胞主要是由长骨红骨髓产生。不同物种红细胞的生命周期各不相同，最多只有几个月。成熟哺乳动物的红细胞没有细胞核，而鸟类、爬行类（蛇、乌龟、蜥蜴）和两栖类（青蛙、蝾螈）红细胞的细胞核很大。

　　白细胞没有红细胞那么多，其中一种行使吞噬和消化微生物及其他异种微粒功能。大多数白细胞具有运动能力，通过变形虫样的运动、迁移、穿过毛细血管壁，排出所摄入的物质。

　　现已发现了很多种类型的白细胞，如淋巴细胞、嗜碱性粒细胞、中性粒细胞、嗜酸性粒细胞和单核细胞。但主要分为两种：粒细胞（granulocyte）和淋巴细胞（lymphoid）。粒细胞又称为多形核白细胞（polymorphonuclear leucocyte），是相对较大的细胞。粒细胞的核呈分叶状，胞质中含有显微镜可见的颗粒。粒细胞根据其着色特性分为三种类型：中性粒细胞（neutrophil）、嗜酸性粒细胞（eosinophil）和嗜碱性粒细胞（basophil）。中性粒细胞吞噬并分解入侵的细菌和坏死细胞。通常情况下嗜酸性粒细胞的数量不多，但在寄生虫感染或过敏反应时数量增多。在健康动物血液内一般没有嗜碱性粒细胞，大多数情况下与炎症反应相关。

　　淋巴细胞的核位于细胞中央，圆形（不分叶）。大部分淋巴细胞位于淋巴管和沿着淋巴管分布的淋巴结。大型淋巴细胞称为单核细胞（monocyte），像中性粒细胞一样，行使吞噬功能。小一点的白细胞称为淋巴细胞。这些相对比较多的细胞参与抗体的生成。抗体是一类有助于抗感染的特殊蛋白，这些细胞以及它们的产物形成了免疫系统。在生物医学研究中，通过向兔、小鼠、山羊体内注射能引起淋巴细胞免疫应答的物质，通常被免疫几周后按一定时间间隔从动物体内抽血、提取抗体。

　　血小板是血液凝固所必需的小细胞。鸟类、爬行类和两栖类的血小板呈纺锤形，但在哺乳动物体内，则呈现出小型血浆碎片的样子。血小板通过黏附于伤口附近的血管壁来减少血液的损失，并释放有助于形成凝血栓或凝血块的化学物质。凝血栓形成后会发生一系列化学反应，使细胞凝结成块并与血液的液态部分分离。凝血后的液态部分称为血清（serum）。

　　循环系统中所有细胞的种类和数量在对生病动物进行兽医诊断时是非常重要的指标。某些疾病会引起粒细胞的数量上升，另一些会使淋巴细胞的数量上升（或下降）。了解每种疾病所引起细胞反应的类型有助于判断疾病病因。

　　2. 循环系统的结构

　　（1）心脏（heart）：哺乳动物和鸟类的心脏可分为四个腔（某些动物，如鱼和青蛙的心脏只有三个腔）。位于胸腔内部，由被称为心包膜的一薄层结缔组织包裹。相互隔离的三层构成心壁：心肌（myocardium）、心外膜（epicardium）和心内膜（endocardium）。心肌也就是心脏的肌肉层，心外膜是覆盖在心肌层外面，心内膜由一薄层细胞组成，位于心腔内。

　　心脏（图5-3）包括左右两半，每一半包括一个心房（atrium）一个心室（ventricle）。左心房收集由肺入心脏的血液而右心房收集身体其他组织的血液。心房收缩将血液注入心室，心房收缩使血液从右心室流进肺，由左心室流进机体的各组织。心房壁相对比较薄，只需要把血液泵到心房；另一方面，心室壁则非常厚，因为心室要将血液运输至一个相对较远的距离。左心室将血液泵入全身各个系统，所以它的壁要比右心室厚一些。瓣膜

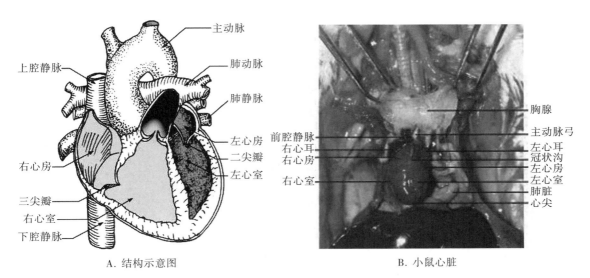

A. 结构示意图　　　　　　　　　　　　　B. 小鼠心脏

图 5-3　心脏

（valve）将心脏的各个腔隔开，防止血液回流。

　　哺乳动物的心脏是一个拥有四个腔的器官，将血液泵向肺，在那里血液吸收氧气释放 $CO_2$。心脏还将富氧的血液泵入机体，在那里组织利用氧气并且将废弃的 $CO_2$ 排出。

　　心脏自身也需要氧气和营养物质来维持心肌细胞持久的活力。心肌供血来自冠状动脉（coronary artery）。冠状动脉分布于心脏表面，逐渐分支为较小的血管，最终分支为毛细血管运输心肌本身所需的血液。这部分血液通过冠状静脉回流入右心房。这些血管会因脂肪堆积而阻塞，在人类会引起心肌梗死。心脏有一个特殊的神经系统，可以控制收缩的时间和顺序完成心循环。心电图仪可以测量并记录这种电活动。

　　（2）血管：血管有三种类型：动脉（artery）将血液运出心脏，静脉（vein）将血液运回心脏，毛细血管（capillary）负责连接动、静脉。动脉壁比静脉壁厚，因为将血液分配到毛细血管的过程中血压很高。机体最大的动脉是主动脉（aorta），运输来自左心房的血液分配至全身。毛细血管是最细的血管，分布于机体大部分组织。毛细血管壁很薄且对溶于血浆中的物质具有高度的通透性。气体、营养物质、激素、离子和其他物质的交换都发生在毛细血管壁，所有这些物质根据毛细血管壁两侧的浓度梯度和压力差而转移。如当细胞耗尽了组织液中的氧气，血液中的氧气就会扩散到组织液中取而代之。细胞产生的 $CO_2$ 扩散到组织液，进而扩散到浓度更低的毛细血管的血液中（图5-4）。

　　血液通过毛细血管流入静脉系统，先进入小静脉再进入大一点的静脉。静脉壁比动脉壁薄而且延展性更好。静脉中血液的血压要比动脉低一些。静脉系统是机体的血库，存有总量60%的血液。静脉中血液的流动大部分是由于机体肌肉的挤压。静脉末端有单向通行

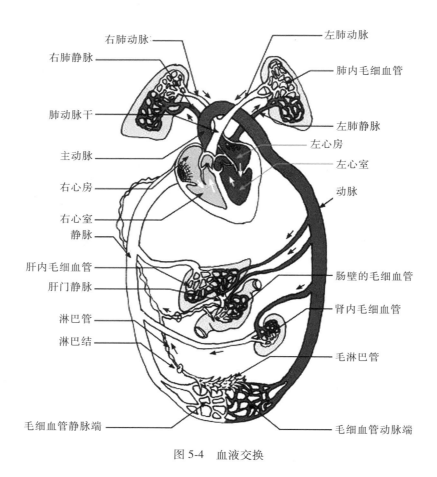

右肺动脉    左肺动脉
右肺静脉    肺内毛细血管
肺动脉干    左肺静脉
主动脉    左心房
右心房    左心室
右心室    动脉
静脉
肝内毛细血管    肠壁的毛细血管
肝门静脉    肾内毛细血管
淋巴管    毛淋巴管
淋巴结
毛细血管静脉端    毛细血管动脉端

图 5-4    血液交换

的静脉瓣防止血液回流，有助于血液回流入右心房。肌肉的运动推动血液逐步流经一个又一个的瓣膜，直至到达心脏。机体最大的静脉称腔静脉，位于主动脉旁边，即连通右心房的静脉。

（3）循环控制：关于为什么血液在特定的时间流过机体特定的部位，有很多原因，循环控制的机制非常复杂。血液从血压高的地方流向血压低的地方，血流的途径为从心脏流出，流经机体，再流回心脏。

机体所有主要器官共享同一血液来源，为器官带来营养物质、激素和红细胞。

左心室是高压的来源，左心房富氧的血液通过房室瓣膜进入左心室，此时心室处于休息状态，称心室舒张（diastole）。当心室收缩时，房室瓣关闭，这称之为收缩期（systole）。通过测量舒张压（diastolic pressure）和收缩压（systolic pressure）反映外周循环的血压。血液流入心室时，因为主动脉中的血压高于心室血压，主动脉瓣仍然关闭。当心室收缩时，心室血压升高。当心室压高于主动脉压时，主动脉瓣开放，心室中的血液涌入主动脉。然后主动脉瓣关闭，防止血液回流。血液沿主动脉流向大动脉、中动脉，最终到达组织和器官系统的毛细血管。随着血液远离大动脉，血压逐渐降低。

为了返回心脏，血液从毛细血管床流经微静脉、小静脉，最后进入腔静脉。血液从腔静脉流入右心房，穿过右房室瓣（隔离右心室和右心房）。血液从右心房进入肺动脉，这是唯一一条携带静脉血的动脉。然后流过肺泡处的毛细血管网。富含氧的血液从那里流入肺小静脉，再进入肺静脉。这使得血液回流入左心房，开始新一轮的机体循环。心脏穿刺采集的是心室的血。

## 第六节  淋  巴  系  统

淋巴系统是机体抵抗病原感染的主要部分。淋巴系统是循环系统的延伸，运输淋巴液，并调节组织与血浆的体液平衡。

1. 淋巴系统组成

淋巴液（lymph）：实际上是血浆的一部分，在毛细血管中流动时渗出毛细血管壁，进入周围的组织空隙，这时液体成为淋巴液，被毛细淋巴管（lymphatic）吸收并返回心脏，就像剩余的血液一样。

淋巴管：其功能是运输淋巴液，在结构和组织上与静脉和静脉系统相似，最初它们以毛细血管的形式存在于细胞之间。像静脉系统一样，毛细淋巴管合并成较粗的管道，并且继续融合为更粗的管道。淋巴管合并成为淋巴干，沿途有许多淋巴结。淋巴干中的淋巴液在上腔静脉入心处进入静脉系统。骨骼肌的运动作为主要动力推动淋巴液通过一系列单向的瓣膜，缓慢地流经淋巴管。

淋巴结（lymph node）：沿着淋巴干白细胞成群地出现在不同的地方，如颈部、腘窝、腋窝、腹股沟，还有肠系膜都有淋巴结的存在。淋巴液缓慢通过淋巴结，以便淋巴结中的白细胞消灭细菌以及其他在体液中可能存在的破坏成分。有时细菌、病毒甚至肿瘤细胞在淋巴结增殖，使淋巴结肿胀疼痛。

2. 淋巴循环  淋巴液沿着淋巴管在细胞间隙流动，途中经过很多淋巴结最终流向心脏。淋巴液在淋巴结处过滤细菌、病毒以及其他来源于循环系统的异源物质。过滤后的液体最终通过淋巴管返回心脏，再次成为血浆的一部分。

## 第七节  呼  吸  系  统

呼吸是生物体与周围环境之间交换气体的过程。其最基本的形式出现在细胞水平，即细胞与其周围组织液的气体交换。

呼吸在很大程度上只是一种机械运动，运动的方向取决于组织和血液间、血液和呼吸气体间的气压梯度。循环系统运输来源于外部环境的气体，经过肺部到达细胞进行呼吸。

尽管一些鱼和成年两栖类可通过皮肤获得部分氧气，但鱼类和昆虫、两栖类主要还是通过鳃呼吸，所有陆生脊椎动物都用肺呼吸。大多数鸟类除了肺还通过分布于全身的气囊来呼吸。尽管采用的结构不同，但原理是相同的：气体通过扩散进行交换。脊椎动物的呼吸系统还有助于发声、温度调节和水分蒸发。

### 一、呼吸系统的解剖学结构

下面简单介绍一下脊椎动物呼吸系统的结构（见图5-5）。

1. 鼻（nose）　有两个鼻孔直接通向一个内部结构——咽（pharynx）。鼻腔中呼吸进来的气体被过滤，变得湿润而温暖。鼻和其他呼吸结构内表面有黏膜，黏膜上覆盖有纤毛，这些纤毛有助于排出来自于气体中的杂质。

2. 咽（pharynx）　位于鼻与嘴的连接处，并且延伸至声门（气管开关的屏障）和食管。空气和食物都要通过咽。但是在吞咽过程中声门被会厌软骨覆盖。会厌软骨可以防止食物进入气管。

3. 喉（larynx）　是由软骨组成的盒状结构。位于咽的下方，喉部包含了声带和特殊的肌肉，这些肌肉能使每种动物产生独特的声音。

4. 气管（trachea）　是由C形软骨环和平滑肌组成的刚性管状结构。其刚性保证了通向肺的通路的开放。

5. 支气管（bronchi）　是气管的第一级分支，在结构上与气管相似。每条支气管通向各自的肺。每条支气管周围放射出许多细支气管（bronchiole）。随着放射的距离越来越远，

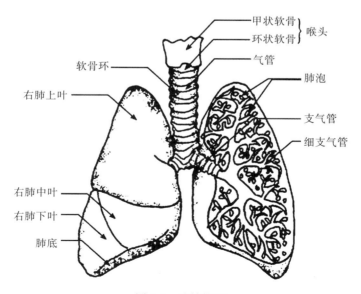

图5-5　肺结构图

细支气管分为越来越细的气管，最终通向肺泡（alveoli）。

6. 肺泡（alveoli）　　是一微型气囊，由包被在单层上皮细胞中的微型毛细血管网组成。在肺泡细胞和毛细血管壁接触的界面，血液吸收氧气并且排出 $CO_2$。

7. 肺（lung）　　位于胸腔（thoracic cavity）中。两叶肺都包绕在分开的肺胸膜（visceral pleura）内（一层囊膜），与壁胸膜相对（内衬于整个胸廓的另一层膜）。这些薄薄的结缔组织仅通过胸腔液彼此分开。胸腔液润滑两层膜的接触面，使得肺与胸壁之间的相对运动几乎没有摩擦力。

8. 胸腔（thoracic cavity）　　是一个半封闭的腔，由胸骨、肋骨和胸椎组成。在大多数物种，胸腔与腹腔由隔膜隔开。膈肌运动产生的压力梯度有助于肺内外空气的运动。

了解众多种类的实验动物器官生理学需要掌握整体和微观解剖学知识，这些在肺部解剖结构图中均有说明。

## 二、换气

空气根据不同的气压进出肺部，若大气压高于肺内压，空气进入肺；若肺内压高于大气压，肺呼出空气。

吸气的完成有赖于不断增加的胸腔体积造成肺内压的不断下降，而这主要来自于膈肌的节律性收缩。静息时膈肌呈半球形（凸面朝向头部的方向），收缩时变平，向远离肺的方向运动。当需更多的空气时（如，运动）时，胸腔壁的肌肉和其他躯干肌肉使胸廓提升，这使得胸廓体积比膈肌单独产生体积大得多。

呼气的完成有赖于膈肌舒张而允许肺部弹性回缩，促进气体的排出。当需要更深更迅速的呼气时，腹肌收缩，将胸廓拉到静息时的位置，这使得腹部器官上升顶住膈肌，结果是一个快速的，更为完全的肺气体的呼出。

## 三、气体交换和运输

毛细血管中的血液与肺泡空气之间的氧气和 $CO_2$ 交换是通过扩散来完成的。血液和空气之间仅由一层毛细血管壁和肺泡的薄膜。这些薄膜允许氧气和 $CO_2$ 的主动运输。静脉血流经肺时富含 $CO_2$ 而缺少氧气。当血液通过肺泡毛细血管时，气体进行交换。

血液携带的氧气最初附着在红细胞的血红蛋白分子上，而它也可以通过多种方式携带 $CO_2$。氧气和 $CO_2$ 都能附着于血红蛋白分子，或者溶解于血浆。

# 第八节　消化系统

实验动物分为三种食性：肉食性、杂食性和草食性。犬、猫和雪貂是肉食性动物；猪、灵长类动物和大部分啮齿类动物既吃植物也食肉，是杂食性动物；家兔、豚鼠、马、绵羊、奶牛主要以植物为食物，是草食性动物。

　　草食性动物和一些杂食性动物的饲料中含有相当数量的粗饲料。粗饲料中含有纤维素的植物原料。纤维素就像其他复杂的碳水化合物一样，不能被大多数食肉动物消化。大多数食草动物可以消化纤维素是因为它们的部分消化道进化为食物储存空间，在那里通过细菌发酵来降解纤维素。反刍动物（如山羊、奶牛和绵羊）这一过程会在瘤胃（图5-7）中进行。兔、马还有大部分啮齿类动物的这一过程会在盲肠中进行。这些特殊的器官为发酵食物的特殊微生物提供了一个理想的栖息地。这些微生物和动物之间存在一种互利共生的关系。动物为微生物提供居所，而微生物为动物将纤维素降解为可吸收利用的营养物质。

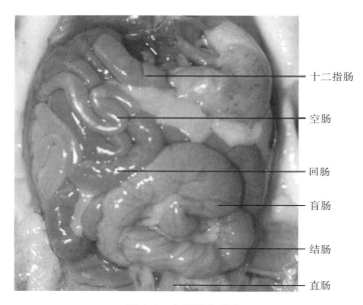

　　　　十二指肠
　　　　空肠
　　　　回肠
　　　　盲肠
　　　　结肠
　　　　直肠

图 5-6　小鼠消化系统

　　动物消化道（gastrointestine tract）包括食管（alimentary canal）、胃（stomach）、肠（intestine），邻近的器官有肝（liver）和胰脏（pancreas），直接连接进入消化系统（digestive system）。消化系统从唇、齿、舌开始。消化系统内部由上皮组织连接。

　　当食物进入唇、齿、舌时，唾液就开始对食物进行处理。舌头在嘴里处理食物的同时，牙齿对食物进行撕裂、磨碎和粉碎，将食物变成更小的块。唾液腺分泌唾液湿润和润滑食物，使其更容易通过食管。唾液中的酶会对食物进行化学消化，为胃内消化液进行下一步的消化做好准备。湿润粉碎的食物吞入，通过咽进入食管。吞咽过程中会厌软骨关闭气管防止食物进入气管。

　　食管连接咽和胃，食管壁的波状收缩，使食物在食管中由上向下移动。食物穿过食管进入胃。肉食性和大多数杂食性动物只有一个胃。某些草食性动物有特殊的四个胃，栖息

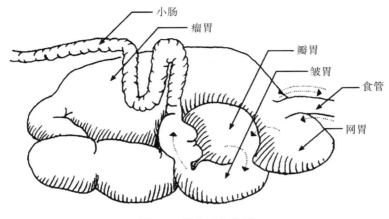

图 5-7　反刍动物的胃

着微生物菌群，可以进行微生物发酵。四个胃分别称为瘤胃、网胃、瓣胃、皱胃（图 5-7）。只有皱胃才是真正起到消化作用的胃，分泌消化酶。其他大多参与发酵过程。瘤胃容积最大占 80%，网胃最小占 5%，瓣胃和皱胃各占 7% 和 8%。

胃的主要功能是储存。对大多数动物来说，蛋白质是在胃里唯一经历了化学消化的营养物质。胃壁平滑肌进行波状收缩，将胃内容物与众多胃分泌物混合在一起。混合后的物质称为食糜（chyme）。

食糜通过胃远端的开口（幽门），进入长且盘绕的小肠（small intestine）。不同物种小肠的全长和各部分所占比例不同。小肠的第一部分是十二指肠（duodenum），大部分消化在这里进行。肠黏膜分泌的酶和胰腺分泌的酶还有来自肝脏的胆汁混合在一起，将食糜分解成更小的可吸收的物质。当食糜通过空肠（jejunum）和回肠（ileum）时，更多的消化和吸收会在这里进行。

回肠远端有个盲端叫盲肠（cecum），是回肠和结肠（colon）连接处的分支（图 5-8）。前面已经介绍过，兔、马和大部分啮齿类动物的盲肠粗大且有助于消化粗饲料，就像反刍动物的瘤胃一样。这一类型的消化是由盲肠中的细菌来完成。有些物种（如人和狗），盲肠很小而且起不到消化的作用。

营养和水分的吸收在大肠（large intestine）来完成，与小肠相比大肠更为粗短。食物经过营养吸收后遗留的物质含有未被吸收和部分吸收的食物残渣、来自于消化道的细胞碎片、细菌和其他副产品，当这些物质通过直肠（rectum）时，大部分水分被吸收，其他则形成排泄物。排泄物经肛门（anus）排出体外。在鸟类、爬行类、两栖类还有鱼类，这一结构称之为泄殖腔（vent），粪便（feces）和尿液（urine）都从这里排出。

在消化过程中，食物被分解为小分子（如单糖类、氨基酸、脂肪酸、维生素、矿物

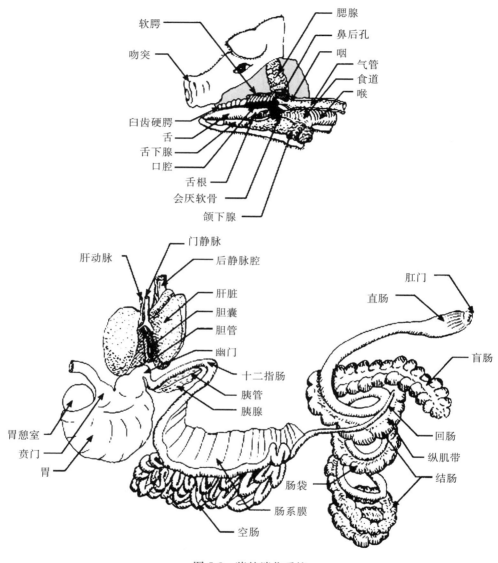

图 5-8　猪的消化系统

质）。糖类和脂肪为动物提供能量，便于行使机体所有的功能。氨基酸是构造和修复组织的天然原料。矿物质在骨骼和牙齿的形成中必不可少，并且使许多酶的功能完整。维生素在全身各种化学反应的完成中也必不可少。

　　肝脏和胰腺在消化中起着至关重要的作用。肝脏产生一种黄绿色的液体，称胆汁（bile）。胆汁储存在胆囊（gall bladder）中。当胆汁分泌入小肠时，胆汁有助于胰酶分解脂肪使其能够被血流吸收。某些鱼类、鸟类和哺乳动物（如大鼠和马）胆囊缺失。但是这些动物大多数有从肝脏通向小肠的空胆管。除了产生胆汁，肝脏还产生和分解身体所需的化学物质。肝脏储存糖原（glycogen）、维生素和矿物质。

胰腺分泌的多种消化酶经胰导管进入小肠，还释放胰岛素（insulin）和胰高血糖素（glucagon）进入血液。这些激素是负责调节血糖的化学物质。这两种功能使胰腺成为体内唯一兼有外分泌腺（分泌的消化酶经导管进入小肠）和内分泌腺（分泌胰岛素、胰高血糖素直接进入血液）功能的腺体。

消化是一个非常复杂的过程。任何对这一过程的干扰都将影响动物的生长或引起排泄物异常（腹泻或便秘）。操作人员应仔细检查所有动物的粪便状况，及时将不正常的情况汇报给管理者。

## 第九节　泌尿生殖系统

维持动物机体内环境稳态在很大程度上取决于泌尿系统。哺乳动物的泌尿系统（urinary system）包括两个肾（kidney）、两个输尿管（ureter）、一个膀胱（urinary bladder）和一个尿道（urethra）（图 5-9）。输尿管是运输尿液的管道，通向膀胱。尿液储存在膀胱中，为排泄做准备。尿道是连接膀胱和外界的管道。

大多数动物，包括人、犬、猫、啮齿动物和兔，肾脏呈蚕豆状；但鸡和牛是分叶肾；马是心形肾。肾脏位于腹腔背面、前腰椎的腹侧、肋骨的尾部。肾脏最基本的功能单位是

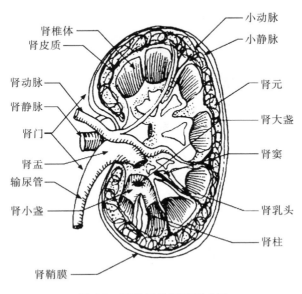

图 5-9　肾脏冠状剖面模式图

肾小体（nephron）。每个肾脏由上百万个肾小体组成，每个肾小体由肾小球和肾小管组成，每个肾小体是形成尿液的独立单位。

肾脏的分泌功能是控制机体液体容积和组成的主要方式。肾脏产生的尿液包含了许多新陈代谢的废弃物。尿液的形成是一个复杂的过程。血浆在肾单位的毛细血管网过滤，过滤后的血液通过肾小管而废弃物遗留下来。几乎所有重要的营养物质（如葡萄糖、99%水分）会被重吸收，并且通过管道运回血流。大约80%的电解质（如钠离子、氯离子、碳酸氢根）会被重吸收，不需要的物质（如尿素和肌苷酸）在输尿管的液体内浓缩，最终形成尿液。大多数物种的正常尿液是透明略带黄色的液体。鸟类和爬行类的尿液非常浓缩，几乎是固体并呈白色。笼子里积累的尿液过多会影响动物的健康，所以经常清理笼具是很重要的。

有性繁殖主要是在激素和化学物质的控制之下，大部分由垂体和生殖腺来控制。哺乳动物不同性别的生殖（reproduction）器官不同，但是两性生殖腺的作用是相同的：产生配子或生殖细胞，分泌性激素。

雌性哺乳动物的生殖器官由一对卵巢（ovary）和输卵管（oviduct）、子宫（uterus）、子宫颈（cervix）、阴道（vagina）和阴户（vulva）组成（图5-10）。

雌性生殖道的发育很大程度上来源于雌激素（estrogen）刺激。卵巢不仅分泌雌激素和

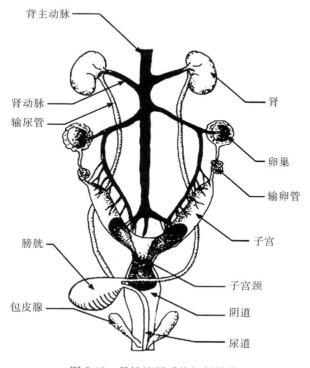

图 5-10　雌性泌尿系统解剖结构

孕酮（progesterone），还形成卵细胞。卵巢排出卵子（ovum）通过输卵管运输到子宫。通常，受精发生在卵子运输的过程中，受精后的卵子植入子宫壁，发育成为胎儿。在分娩过程中，经过阴道和阴户排出胎儿。

哺乳动物雄性生殖器官由一对睾丸（testis）、附睾（epididymis）、输精管（vas deferens）、尿道、附性腺（accessory sex gland）组成（图 5-11）。睾丸分泌雄性激素（androgen），产生精子（sperm）。在大多数物种，睾丸还包括一个外部的皮囊，称阴囊（scrotum）。精子从睾丸移动至附睾，在附睾发育并且储存起来。输精管连接附睾和尿道。就像在泌尿系统中一样，尿道最终与外界相通。因为尿道为两个系统所共享，所以生殖系统和泌尿系统经常被合称为泌尿生殖系统（urogenital system）。附性腺（如前列腺和精囊）产生在射精过程中运输精子所必要的液体。不同动物之间附性腺的存在、发育的程度和分泌的情况变化很大。

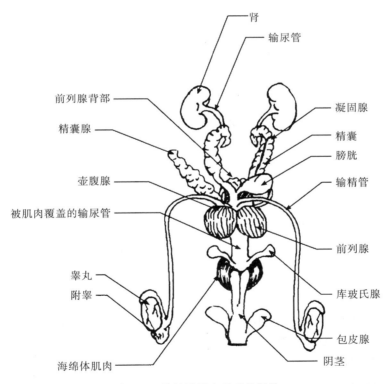

图 5-11　雄性泌尿生殖系统结构

## 第十节　神经系统

神经系统（nervous system）负责调控内部和外部的环境并且传播来自于大脑的信息。大脑判断来自于外界的信息然后使机体相应的部位发生适当的反应。信息传入和传出大脑都要通过神经。神经系统由神经细胞组成，神经细胞也叫神经元（neuron）。神经元由神经细胞的胞体、一个轴突和多个树突组成。突触是一个神经元的轴突和另一个神经元的树突之间很小的空间（图5-12）。电脉冲从一个神经元的轴突传到突触（synapse），神经冲动通过化学刺激传递到下一个神经元。冲动从一个突触到另一个突触，沿神经纤维传播。每个神经元都有其独特的功能：运动神经元促进运动，感觉神经元感受感觉，连接神经元传递冲动。成束的神经元被结缔组织包裹在一起形成神经纤维，再相互连接形成神经。

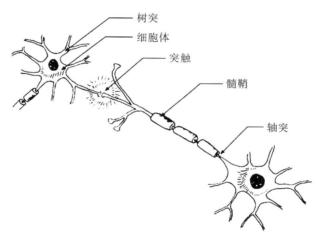

图 5-12　神经元示意图

大脑翻译和辨别不同种类的外来信息（刺激），然后指导器官做出适当的反应。动物的脑（brain）包括三大部分：大脑（cerebrum）、小脑（cerebellum）和脑干（brain stem）。脑内为脑室，含有脑脊液。脊髓（spinal cord）同样充满脑脊液。

神经系统包括两个亚系统：中枢神经系统（central nervous system，CNS）和外周神经系统（peripheral nervous system）。中枢神经系统包括脑和脊髓。来自脑和脊髓的神经要分向身体的特定区域。成束的神经元沿着神经分布。这些成束的神经元构成外周神经系统。这一系统支配随意运动。大脑处理来自受体细胞的刺激并做出反应。脊髓为外周神经系与大脑传递信息。

自主神经系统是外周神经系统的一个分支，调节内脏和其他器官的功能。如心跳的节律（心率）、呼吸的节律和消化道的运动，这些都是机体自主完成的功能（不需要动物有意识的控制）。这样一来，自主神经系统保证了机体的稳态。也就是说不论外界环境如何变化，内部环境是稳定的。

## 第十一节　内分泌系统

内分泌系统（endocrine system）是由许多成对或不成对、缺乏管道的腺体组成。这些腺体能产生一种或多种特殊类型的激素（hormone）。这些激素通过扩散穿过腺体的细胞壁直接透过毛细血管壁进入血液。激素是可以诱导身体其他细胞做出特定反应的一类化学物质。它们调节消化、新陈代谢、生长发育、生殖和衰老等功能。内分泌系统主要调节新陈代谢和其他重要的机体功能。也就是说内分泌系统在很大程度上控制着机体的稳态。主要的内分泌腺包括垂体（pituitary gland）、肾上腺（adrenal gland）、甲状腺（thyroid）、甲状旁腺（parathyroid gland）、胰腺和生殖腺（gonad）（图5-13）。

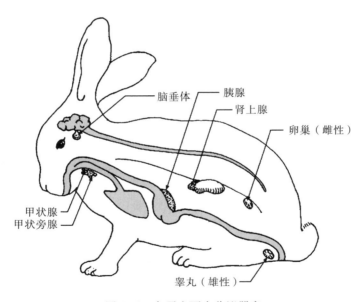

图 5-13　兔子主要内分泌器官

1. **垂体**　不是成对的腺体，很小，位于大脑底部。垂体分为前叶和后叶两个独立的区域。前叶产生至少分泌 6 种不同的激素。这些激素有助于调节生长、新陈代谢和内分泌腺。后叶产生其他一些的激素，这些激素调节水分吸收和肌肉收缩。因为垂体调节很多功能，曾被认为是腺体的控制者。

2. **肾上腺**　与肾脏相邻的成对腺体。每个肾上腺包括外部的皮质和内部的髓质。肾上腺皮质分泌类固醇（steroid）激素，称为皮质类固醇（corticosteroid）。皮质类固醇有助于蛋白质和碳水化合物的新陈代谢，调节电解质平衡并有助于适应压力。肾上腺髓质产生肾上腺素（epinephrine）和去甲肾上腺素（norepinephrine），对自主神经系统进行应答。

3. 甲状腺　　与喉部相邻，分为两叶，位于气管的两侧。甲状腺产生甲状腺素（thyroxin）影响新陈代谢的速率。甲状腺还产生一种在钙离子利用过程中很重要的激素。

4. 甲状旁腺　　位于胸腺或与甲状腺邻近的成对结节。分泌甲状旁腺素（parathormone）是血钙浓度的主要调控因子。

5. 胰腺　　位于十二指肠末端头部。除了消化功能，胰腺的胰岛细胞还分泌胰岛素和胰高血糖素。这两种激素的作用相互拮抗，胰岛素降低血糖、胰高血糖素升高血糖。糖尿病（diabetes）症状既有胰岛素的缺乏症又有胰岛素抵抗型。

6. 性腺　　包括雌性的一对卵巢和雄性的一对睾丸。性腺分泌的激素有助于决定第二性征（如雄性的体积一般比雌性大），调节性行为和繁育过程。

### 延伸阅读：

1. 秦川主编. 医学实验动物学（第二版）. 北京：人民卫生出版社，2014

2. P. Timothy Lawson. Laboratory Animal Technician Training Manual，American Association for Laboratory Animal Science，2004

# 第 三 篇
## 设施设备与环境卫生管理

　　本篇介绍实验动物设施规划设计，并通过制定良好的环境卫生管理程序，为工作人员和动物提供良好舒适的环境。

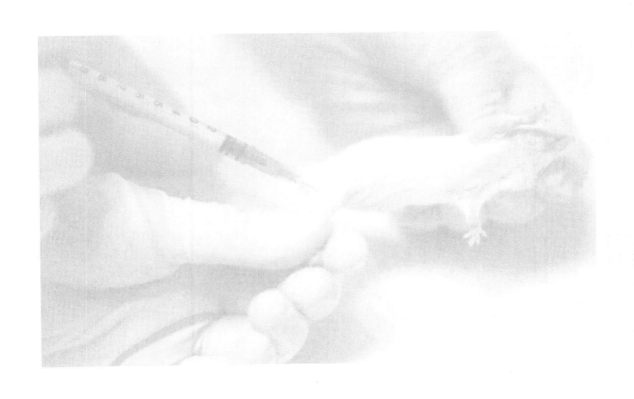

# 第六章　实验动物设施设备

## 第一节　动物设施规划设计

### 一、良好的规划设施是良好实验室管理的基础

任何实验动物设施的建设都是从规划设计开始，我们经常遇到的，有些设施不好用，有些设施不合理，有些设施很浪费等，都是规划设计不足造成的。任何良好的设施都是从良好的规划设计开始的。

首先，规划设计实验动物设施要满足所开展实验项目的性质及其要求。常见的实验动物设施是实验动物生产设施和多功能实验动物实验设施。实际上，我们可能经常遇到，比如实验动物手术室、实验动物影像学实验室、实验动物行为学实验室、实验动物基因修饰实验室以及动物生物安全实验室等。满足开展研究项目需要是建设实验动物设施的基本需求。

其次，规划设计实验动物设施要满足国家和当地的法律法规的要求。除了实验动物本身的要求外，必须关注相关法律法规的要求，比如环境保护、消防、安防和动物检疫等。

第三，规划设计实验动物设施要满足国家和当地标准的要求。

第四，规划设计实验动物设施要尽量满足动物设施工作人员的要求，包括设施负责人、研究人员、技术人员、饲养人员和兽医及管理、支撑人员（例如工程师和值班人员）。工作人员的工作方式、工作习惯和工作程序等往往是设施运行成功的关键因素之一。

第五，规划设计实验动物设施要留有足够的灵活性。任何单位建设实验动物设施时都不可能把若干年以后的事情都预测的很准确，如果只是一个小型专用设施可以考虑不留可变的灵活性，多功能的研究设施留出部分空间作为未来改变使用功能是必要的。

第六，规划设计实验动物设施规程中，听取专家建议将有利于合理的规划和设计。实验动物专家提出需求，有利于建筑设计师设计合理的平面工艺图。建设单位有时聘请实验动物专家组讨论平面工艺图，有时聘请实验动物专家作为咨询顾问参与设施设计，大多数情况是本机构专家参与规划设计。因为，他们最了解将要用什么样的动物种类、研究的最高水平及研究类型，有助于决定动物房的形状、大小和数量以及支撑区域的大小。新的趋

势是聘请专业机构完成前期规划和初步设计咨询报告，这种做法更有利于实验动物设施的规划设计。原因有：一是专业机构见识更多，各类设施都了解，突破了本机构专家的局限性；二是专业机构将对所规划设计的设施负责任，避免了临时聘请专家的随意性和不连续性；三是增加了实验动物建设专业把关的可能性。

## 二、实验动物设施类别

1. 按照使用性质分类

（1）实验动物生产设施：指用于实验动物生产用的建筑物以及设备的总和。该类设施用于实验动物生产，按照实验动物质量管理办法和实验动物许可证管理办法的要求，这类设施应符合国家标注的要求，并取得实验动物生产许可证。

（2）实验动物实验设施：指用于实验动物实验的建筑物和设备的总和。该类设施用于动物实验，按照实验动物质量管理办法和实验动物许可证管理办法的要求，这类设施应符合国家标注的要求，并取得实验动物使用许可证。

（3）实验动物特殊实验设施：是实验动物实验设施的特殊状况。该类设施用于特殊动物实验，比如动物生物安全实验室、辐射动物实验室等，按照实验动物质量管理办法和实验动物许可证管理办法的要求，这类设施应符合国家标注的要求，并取得实验动物使用许可证。但这类设施除了要符合实验动物的相关法律法规和标准以外，还要符合其他相关的法律法规和标准。

2. 按照设施控制水平分类根据国家标准，实验动物设施按照控制水平分为三类，并对环境指标控制水平做出了相应规定（表6-1），具体规定见 GB14925-2010。

表 6-1　实验动物环境的分类

| 环境分类 | | 使用功能 | 适用动物等级 |
|---|---|---|---|
| 普通环境 | | 实验动物生产、动物实验、检疫 | 普通动物 |
| 屏障环境 | 正压 | 实验动物生产、动物实验、检疫 | 清洁动物、SPF 动物 |
| | 负压 | 有害生物动物实验、检疫 | 清洁动物、SPF 动物 |
| 隔离环境 | 正压 | 实验动物生产、动物实验、检疫 | SPF 动物、悉生动物、无菌动物 |
| | 负压 | 有害生物动物实验、检疫 | SPF 动物、悉生动物、无菌动物 |

（1）普通环境：符合实验动物居住的基本要求，控制人员和物品、动物出入，不能完全控制传染因子，适用于饲育普通级实验动物。

（2）屏障环境：符合动物居住的要求，严格控制人员、物品和空气的进出，适用于饲育清洁级和（或）无特定病原体级实验动物。

（3）隔离环境：采用无菌隔离装置以保持无菌状态或无外源污染物。隔离装置内的空气、饲料、水、垫料和设备应无菌，动物和物料的动态传递须经特殊的传递系统，该系统既能保证与环境的绝对隔离，又能满足转运动物时保持与内环境一致。适用于饲育无特定病原体级、悉生及无菌级实验动物。

## 第二节 饲养笼具

为保障实验动物福利和实验的准确性，动物饲养笼器具应符合国标的要求。当然，不同种类动物对于笼器具的要求有所不同，一个标准难以规范所有笼器具，但是，基本原理是一致的。首先，笼器具要满足动物生存的需要，而且能够自由表达天性；其次，笼器具要满足工作人员方便操作实验动物的需要；第三，笼器具要满足环境控制的需要，易于清洗消毒；第四，特殊笼器具满足特殊实验的要求。常见的饲养笼器具有塑料制品、不锈金属制品，对于材质的总体要求就是无毒无害。有笼、盒、架、料盒和饮水瓶等组成饲养笼器具，包括我们常说的开架饲养、独立通风系统饲养、隔离期饲养等若干方式，在此不一一赘述。具体对于构成实验动物生存空间的部分还是应该认真考虑的，因为生存空间的大小不仅关系动物福利，也关系动物质量、动物生长发育、操作的方便性。国家标准中规定了常用实验动物所需居所最小空间（表6-2）。

**表 6-2 常用实验动物所需居所最小空间**

| 项目 | 小鼠 | | | 大鼠 | | | 豚鼠 | | |
|---|---|---|---|---|---|---|---|---|---|
| | <20g 单养时 | >20g 单养时 | 群养（窝）时 | <150g 单养时 | >150g 单养时 | 群养（窝）时 | <350g 单养时 | >350g 单养时 | 群养（窝）时 |
| 底板面积（m²） | 0.0067 | 0.0092 | 0.042 | 0.04 | 0.06 | 0.09 | 0.03 | 0.065 | 0.76 |
| 笼内高度（m） | 0.13 | 0.13 | 0.13 | 0.18 | 0.18 | 0.18 | 0.18 | 0.21 | 0.21 |

| 项目 | 地鼠 | | | 猫 | | 猪 | | 鸡 | |
|---|---|---|---|---|---|---|---|---|---|
| | <100g 单养时 | >100g 单养时 | 群养（窝）时 | <2.5kg 单养时 | >2.5kg 单养时 | <20kg 单养时 | >20kg 单养时 | <2kg 单养时 | >2kg 单养时 |
| 底板面积（m²） | 0.01 | 0.012 | 0.08 | 0.28 | 0.37 | 0.96 | 1.2 | 0.12 | 0.15 |
| 笼内高度（m） | | 0.18 | | 0.76（栖木） | | 0.6 | 0.8 | 0.4 | 0.6 |

| 项目 | 兔 | | | 犬 | | | 猴 | | |
|---|---|---|---|---|---|---|---|---|---|
| | <2.5kg 单养时 | >2.5kg 单养时 | 群养（窝）时 | <10kg 单养时 | 10~20kg 单养时 | >20kg 单养时 | <4kg 单养时 | 4~8kg 单养时 | >8kg 单养时 |
| 底板面积（m²） | 0.18 | 0.2 | 0.42 | 0.6 | 1 | 1.5 | 0.5 | 0.6 | 0.9 |
| 笼内高度（m） | 0.35 | 0.4 | 0.4 | 0.8 | 0.9 | 1.1 | 0.8 | 0.85 | 1.1 |

选择笼器具的依据是饲养动物的种类、使用目的、饲养方式、年龄、重量和大小及费用而定。

## 第三节　设施设备的维护

定期维护对于设施设备的正常运行极其重要。保存使用记录是确保定期维护，提醒使用人员下一次维护时间的良好手段。

在大的设施中，应有专门维修人员负责监督设施设备正常运行。实验动物技术人员应负责维护实验室内实验仪器、器械以及饲养器具等。

实验动物室内的设备在使用后必须消毒。消毒后的设备应该依次存放，即先存先用。应定期换盒，如果每笼动物数量高于正常数量，换笼应该更频繁。表6-3显示对使用常规实验设备的典型消毒计划。

**表6-3　典型实验动物设备消毒计划**

| 设备 | 消毒频率 |
| --- | --- |
| 盒子 | 每周1~2次 |
| 挂式网笼盒笼架 | 每两周1次 |
| 食盒料盒 | 每周1次 |
| 水瓶 | 每周1次 |
| 水碗、水盆 | 每天冲洗，每周消毒2次 |
| 自动饮水装置 | 每周高压水冲或化学处理 |
| 犬或其他大动物笼或栏 | 每天冲洗，每两周至少消毒1次 |

清洗笼子和设备的第一步是清除笼子里的废物，第二步是浸在酸清洗剂里洗掉尿碱，然后进行清洗。最近发展的洗笼机开始广泛应用，包括箱式、隧道式、架式等类型，使用洗笼机应注意供应商的使用说明书，达到相应要求，比如水温达到82.2℃以及冲洗的次数，以确保完成大多数器具的有效洗涤和消毒。

实验动物设施必须每日清洁。清洁工具，如拖布、扫帚和簸箕，应房间（特定区域）专用，即单个房间专有的。应制定房间清扫制度并记录，定期完全消毒动物房。动物从房间移出后，笼盒的固定表面、墙壁、水管和门要用消毒剂和其他清洁产物来完全消毒。

# 第七章　环　　境

　　动物设施的环境指标影响着实验动物的健康，实验动物的健康对研究结果具有潜在的影响。控制微环境和大环境中所发生的变化是非常重要的。

## 第一节　各种环境参数

各种设施环境指标控制水平见表 7-1～3。

**表 7-1　实验动物生产间的环境技术指标**

| 项　目 | 指　标 | | | | | | | | |
|---|---|---|---|---|---|---|---|---|---|
| | 小鼠、大鼠 | | 豚鼠、地鼠 | | | 犬、猴、猫、兔、小型猪 | | | 鸡 |
| | 屏障环境 | 隔离环境 | 普通环境 | 屏障环境 | 隔离环境 | 普通环境 | 屏障环境 | 隔离环境 | 屏障环境 |
| 温度，℃ | 20～26 | | 18～29 | 20～26 | | 16～28 | 20～26 | | 16～28 |
| 日温差，℃，≤ | 4 | | | | | | | | |
| 相对湿度，% | 40～70 | | | | | | | | |
| 换气次数，次/h，≥ | 15& | 20 | 8# | 15& | 20 | 8# | 15& | 20 | — |
| 动物笼具处气流速度，m/s，≤ | 0.20 | | | | | | | | |
| 相通区域的静压差，Pa，≥ | 10 | 50* | — | 10 | 50* | — | 10 | 50* | 10 |
| 空气洁净度，级 | 7 | 5或7§ | — | 7 | 5或7§ | — | 7 | 5或7§ | 5或7 |
| 沉降菌最大平均浓度，cfu/0.5h·Φ90mm 平皿，≤ | 3 | 0 | | 3 | 0 | | 3 | 0 | 3 |
| 氨浓度，mg/m³，≤ | 14 | | | | | | | | |
| 噪声，dB（A），≤ | 60 | | | | | | | | |
| 照度，lx　工作照度，≥ | 200 | | | | | | | | |
| 　　　　　动物照度 | 15～20 | | | | | 100～200 | | | 5～10 |
| 昼夜明暗交替时间，h | 12/12 或 10/14 | | | | | | | | |

注1 表中 — 表示不作要求。

注2 表中氨浓度指标为动态指标。

注3 普通环境的温度、湿度和换气次数指标为参考值，可在此范围内根据实际需要适当选用，但应控制日温差。

注4 温度、相对湿度、压差是日常性检测指标；日温差、噪声、气流速度、照度、氨气浓度为监督性检测指标；空气洁净度、换气次数、沉降菌最大平均浓度、昼夜明暗交替时间为必要时检测指标。

注5 静态检测除氨浓度外的所有指标，动态检测日常性检测指标和监督性检测指标，设施设备调试和（或）更换过滤器后检测必要检测指标。

*指隔离设备内外静压差。

§根据设备的要求选择参数。用于饲养无菌动物和免疫缺陷动物时，洁净度应达到5级。

#可根据动物种类和饲养密度适当增加。

&为降低能耗，非工作时间可降低换气次数，但不应低于10次/小时。

**表 7-2　动物实验间的环境技术指标**

| 项　目 | 小鼠、大鼠 | | 豚鼠、地鼠 | | | 犬、猴、猫、兔、小型猪 | | | 鸡 |
|---|---|---|---|---|---|---|---|---|---|
| | 屏障环境 | 隔离环境 | 普通环境 | 屏障环境 | 隔离环境 | 普通环境 | 屏障环境 | 隔离环境 | 隔离环境 |
| 温度,℃ | 20~26 | | 18~29 | 20~26 | | 16~26 | 20~26 | | 16~26 |
| 日温差,℃, ≤ | 4 | | | | | | | | |
| 相对湿度,% | 40~70 | | | | | | | | |
| 换气次数，次/h, ≥ | 15& | 20 | 8# | 15& | 20 | 8# | 15& | 20 | — |
| 动物笼具处气流速度, m/s, ≤ | 0.2 | | | | | | | | |
| 相通区域的静压差, Pa, ≤ | 10 | 50* | — | 10 | 50* | — | 10 | 50* | 50* |
| 空气洁净度, 级 | 7 | 5或7§ | — | 7 | 5或7§ | — | 7 | 5或7§ | 5 |
| 沉降菌最大平均浓度, cfu/0.5h. Φ90mm 平皿, ≤ | 3 | 0 | — | 3 | 0 | — | 3 | 0 | 0 |
| 氨浓度, mg/m³, ≤ | 14 | | | | | | | | |
| 噪声, dB（A）≤ | 60 | | | | | | | | |
| 照度, lx 工作照度, ≥ | 200 | | | | | | | | |
| 照度, lx 动物照度 | 15~20 | | | | | 100~200 | | | 5~10 |
| 昼夜明暗交替时间, h | 12/12 或 10/14 | | | | | | | | |

注1 表中—表示不作要求。

注2 表中氨浓度指标为动态指标。

注3 温度、相对湿度、压差是日常性检测指标；日温差、噪声、气流速度、照度、氨气浓度为监督性检测指标；空气洁净度、换气次数、沉降菌最大平均浓度、昼夜明暗交替时间为必要时检测指标。

注4 静态检测除氨浓度外的所有指标，动态检测日常性检测指标和监督性检测指标，设施设备调试和（或）更换过滤器后检测必要检测指标。

*指隔离设备内外静压差。

§根据设备的要求选择参数。用于饲养无菌动物和免疫缺陷动物时，洁净度应达到5级。

#可根据动物种类和饲养密度适当增加。

&为降低能耗，非工作时间可降低换气次数，但不应低于10次/小时。

表 7-3　屏障环境设施的辅助用房主要技术指标

| 房间名称 | 洁净度级别 | 换气次数（次/h），≥ | 相邻区域的静压差（Pa），≥ | 温度（℃） | 相对湿度（%） | 噪声 dB（A），≤ | 照度（lx），≥ |
|---|---|---|---|---|---|---|---|
| 洁物储存室 | 7 | 15 | 10 | 18~28 | 30~70 | 60 | 150 |
| 无害化消毒室 | 7 或 8 | 15 或 10 | 10 | 18~28 | — | 60 | 150 |
| 洁净走廊 | 7 | 15 | 10 | 18~28 | 30~70 | 60 | 150 |
| 污物走廊 | 7 或 8 | 15 或 10 | 10 | 18~28 | — | 60 | 150 |
| 入口缓冲间 | 7 | 15 | 10 | 18~28 | — | 60 | 150 |
| 出口缓冲间 | 7 或 8 | 15 或 10 | 10 | 18~28 | — | 60 | 150 |
| 二更 | 7 | 15 | 10 | 18~28 | — | 60 | 150 |
| 清洗消毒室 | — | 4 | — | 18~28 | — | 60 | 150 |
| 淋浴室 | — | 4 | — | 18~28 | — | 60 | 100 |
| 一更（脱、穿普通衣、工作服） | — | — | — | 18~28 | — | 60 | 100 |

实验动物生产设施的待发室、检疫观察室和隔离室主要技术指标应符合表 7-1 规定。

动物实验设施的检疫观察室和隔离室主要技术指标应符合表 7-2 的规定。

动物生物安全实验室应同时符合 GB19489 和 GB50346 的规定。

正压屏障环境的单走廊设施应保证动物生产区、动物实验区压力最高。正压屏障环境的双走廊或多走廊设施应保证洁净走廊的压力高于动物生产区、动物实验区；动物生产区、动物实验区的压力高于污物走廊。

注：表中 — 表示不作要求。

## 一、湿度和温度

湿度和温度是每天必须记录的两个重要技术指标。许多实验动物可以耐受 40%~70% 的相对湿度和 19~26℃ 的温度，但是有些动物也可以在比此范围稍低或稍高的温度中舒适地生活。较高的温度和湿度有利于动物的术后康复。较高的温度同样适用于鸟类、爬行类、大部分非人灵长类，及无毛或新生啮齿类动物。极端的相对湿度和温度能够引起动物应激并且使动物易患疾病。高温低湿（低于 30%）环境与大鼠和小鼠坏尾病的发生密切相关。

测量实验动物设施内的温度可以使用几种不同类型的温度计。一种是标准温度计，它显示的是读取时的温度。另一种是最低值-最高值温度计，它显示的是读取时的温度和上一次重新设定后的最低温度和最高温度。

温度测量仪是实验动物设施里用来测量温度的另一种仪器。它不仅能测量室内温度，还可以记录几天或几周内的连续温度曲线。温度敏感环的收缩引起笔尖在曲线记录纸转动时上下移动。相似的温度测量仪可以固定地安装在高压灭菌器和洗笼机上，可以一直记录温度和湿度曲线。

相对湿度是一个反应空气中水含量的指标，表示空气中实际水分含量占同等温度下饱和含水量的百分比。100%相对湿度下，空气是饱和的，也就是说在此温度下再多加一点水就会形成水滴。温度越高，空气中的含水量越高。相对湿度可以通过湿度计来测量，这是一种直接读取相对湿度并且用针尖或者指针和刻度来指示结果的仪器。另一种仪器是干湿球温度计，它实际上包含两个温度计。湿球通过毛细作用使水分蒸发。由于水分蒸发可以降温，湿球的数值比干球的数值低。比较两个温度计的读数，通过标准参考表格计算出相对湿度。

## 二、换气次数

10~15 次/小时的新鲜空气与室内空气的换气次数的标准已经使用了很多年，这是可以普遍接受的标准。确切的换气次数取决于饲养室内动物品种和动物数量。空气交换可以使用 100%的新鲜空气或者循环空气。经典的方法是空气进入动物房之前经过过滤，循环空气在离开动物房后还要过滤一遍以除去固体微粒和臭气。过滤的空气和足够的空气交换可以降低空气传播的病原体、气味、化学污染物和微粒的数量。

动物房的送排风可以通过风速计来测量。把这种简单的手持仪器放到通风口附近，测量通过此处空气的速度。风速通常用 m/s 来表示。用风速和动物房尺寸（长×宽×高）可以计算出每小时的空气交换次数。调整送排风的流速就可以决定室内是正压还是负压。如果动物房的进风比出风大，动物房相对于周围区域就是正压。平衡送排风的目的是在通风条件不好的情况下，持续的供给新鲜空气。

1. 氨浓度　不及时更换动物垫料将严重影响动物健康和研究结果。氨是尿中的物质在细菌代谢后所产生的一种气体，在通风不好的动物房或笼内，氨的浓度比空气中高。在带过滤帽的笼内由于滤器限制了排气量，如果不经常更换垫料，氨将成为一个严重的问题。肺支原体是一种病原微生物，可以生长在小鼠和大鼠的上呼吸道，在高氨浓度下可引起动物患病。通过频繁更换垫料以及提供足够的气流，氨浓度可以控制在可接受的范围内，这样可以控制由氨浓度引起的动物传染病发生。也可以使用含有抑制氨生成的材料做成的垫料。

2. 层流/大规模空气交换　系统能够在一个区域内提供均一的、单向的、持续的大量过滤空气。在大规模空气交换系统中每小时换气次数可以达到 200 次以上。

具有层流空气过滤系统和高效过滤器（HEPA）结合的动物房，是一种理想的保持动物种群不患病的标准饲养系统，通过阻止外部的微生物进入到动物房和层流柜，提供均匀分布的过滤空气，以降低由空气传播引起的动物疾病的发生率。HEPA 滤器可以有效过滤 99.7%的颗粒物质，使空气的洁净度达到可接受的程度。如果 HEPA 滤器保持干燥，细菌和病毒就不能通过。根据 HEPA 滤器使用的场所，需要定期更换滤器。通常当风速仪显示进风量减少时，HEPA 滤器已经到了需要更换的时候。层流柜或层流室给动物笼具提供了一个大量慢速、线性、无菌的过滤空气。最小的层流室只能放几个笼子，但是大的单元可以放几百个笼位，这取决于层流室的空间类型和尺寸以及饲养动物的种类。在层流柜中，空气通过预过滤后再通过 HEPA 滤器到达笼子外。气流中笼子阻止了真正的层流形成。尽管如此，这些笼具成功地为动物提供了无颗粒无微生物的过滤空气。在反方向气流下，通过 HEPA 滤器阻止了空气传播疾病在动物中的发生，从而有效地控制了生物危害。

　　层流架包括 HEPA 过滤和给少量动物提供层流空气。架子上的独立笼子接收洁净的空气，将不洁净的空气吹到室内。室内的空气再经过过滤循环回到层流架。

　　啮齿类动物的通风盒也要求空气通过 HEPA 过滤后输送给每个盒子。每个盒子有它独立的空气供给，可以调整成是相对正压或负压。这一系统在笼子水平位置提供了一个屏障，它与标准静态微隔离器（Micro-Isolator）笼子（没有连续气流）相似，它具有连续气流的优势，能够减少笼内氨浓度。

　　动物活动产生的灰尘和毛发会阻塞 HEPA 滤器。这将导致气流变慢，降低系统的过滤效率。HEPA 滤器的前滤器（中效过滤器）可以除去大部分污染物。经常清洁中效过滤器会大大降低隔离器阻塞，延长 HEPA 滤器的使用寿命。

　　层流柜首选用于实验室操作。包括笼子清洗、动物转移、接种、尸体解剖，或其他可能污染的实验操作。层流柜使用什么类型的排气类型取决于试验目的，但大多数是能保护操作者和盒中的内容物不污染环境（Ⅱ类）。技术员理解层流柜的这个功能是非常重要的。层流柜中堆积的笼子和其他材料可以干扰正常的气流从而影响功效。另外，具有 HEPA 滤器的柜子如将气体排到室内，不能防止人员与化学物质（如甲醛和麻醉气体）的接触。HEPA 滤器仅仅对颗粒有效，不能从空气中排除气体。排毒柜能把有毒的气体污染物排到室外。

### 三、其他环境指标

　　监测光照和噪声水平对预防动物应激非常重要，有时候动物应激是主要的致病因素。太强的光线能够引起白化动物眼睛的视力退化。理想情况下，饲养白化动物房间的光照强度可以根据需要进行调节，只有工作人员在进行动物饲养或者清洁卫生时才提供高强度的照明。大多数实验动物能够耐受（35~100）lux 的光强度。对于大多数动物推荐采用 12 小时明暗交替的光照周期。常规的自动校准光照定时装置能够防止不必要的光照变化。光周期的变化可以导致一些品系的动物繁殖率降低，特别是啮齿类和鸟类。

　　动物饲养区域的噪声要保持在最低水平，动物对有些人类听不到的声音也很敏感。有些啮齿类动物突然暴露在强噪声下可导致听原性发作或强直性痉挛，强噪声引起的应激还会导致肾上腺增大、繁殖力下降、血压增加、听力损伤和行为紊乱。动物饲养间的噪声应控制在 60 分贝以下。应该避免来自警笛、电话、打扫卫生或收音机等超过 80 分贝的突发噪声。机器设备的振动（如通风口处鼓风机或洗刷区设备）也会影响部分动物听力。

## 第二节　卫　生　消　毒

　　有效的卫生保健内容包括设施和设备设计，动物饲养，垫料的选择、加工和使用，工人的积极性和教育程度，以及标准操作规程（SOP）。满足高质量的研究环境仅靠设施设备是不够的，执行项目的人员操作至关重要。

## 一、清洁或消毒

每个设施的卫生要求都是不一样的，人员操作必须符合自己设施的卫生要求。在一个实验动物设施中通常有四种方法的卫生要求。它们是：

1. 清洗　要求完全除去所有表面可见的浮土。

2. 无害处理　包括将细菌和其他活的有机体数量减少到公众健康标准所接受的程度。此过程不需要完全消除所有微生物，目的在于减少微生物总数。

3. 消毒　这一过程是更高强度的卫生处理，目的在于将物体表面特殊的微生物数量减少到无害水平，特别是病原微生物（不包括芽胞）。

4. 灭菌　消灭所有存活有机体的过程。

在标准的实验动物设施中，减少微生物的方法是卫生处理而不是灭菌。灭菌仅仅在处理特殊房间或实验台时采用。动物设施可通过空气、水、动物和人的活动而污染到微生物。用高温方法消毒大的物体表面是不现实的，可以使用化学试剂来进行物体表面的消毒。

无害处理程序应该包括清洗程序，消毒或卫生程序，每个设施根据实际情况决定采用消毒还是无害处理的程序。在一些情况下最好是连续或者同时执行两个程序。

无害处理程序的目标是减少微生物的污染，减少从环境到实验室引入感染的可能。这一目标需要考虑设施的每个区域，需要为每个区域引入合适的清洁程序。无害处理程序也要随区域的使用目的的改变而改变。物体表面的污染程度取决于污染物的类型、污染水平以及表面的使用目的。如果污染的有机体具有抵抗力、剧毒或二者兼而有之，导致污染的风险就会增加。如果动物具有特别的易感性（如免疫缺陷动物），此风险也会增加。

一旦决定进行无害处理还是消毒，就要开始选择化学清洁剂或消毒剂。在最终决定前，需要考虑一些因素，包括：

1. 合法性　所有在坚硬物体表面使用的消毒剂要符合环保要求。

2. 抗菌谱　选择对大部分有机体有效的产品，例如革兰阳性菌、革兰阴性菌、结核分枝杆菌，和各种各样的真菌和病毒。在处理实验动物笼具时，首先应清洗笼子来除去大量的灰尘，包括脏的垫料和尿渍。

3. 水的硬度　因为硬水中的离子能够灭活一些化学试剂，用于稀释浓缩产品的水的硬度（溶解矿物质的含量）是非常重要的。

4. pH 稳定性　浓缩液和稀释液溶液 pH（对溶液酸度或碱度的测量）要稳定。产品稀释后的 pH 明显影响化学试剂的活性。产品配方中包括缓冲液，可以防止从浓缩形式变为稀释形式 pH 的显著变化。

5. 使用浓度　最好要遵从制造商推荐的稀释度，因为使用过多会浪费，可能会损害一些物品或组织，用量太少会减弱消毒剂的效果。

6. 接触时间 污染是由菌群而非单一细菌引起的。在菌群中，有些细菌对某一试剂的敏感性比其他细菌强。当菌群由不同种类细菌品系和它们孢子组成时，这种情况会有明显的增加。这种极端扩大的结果是污染表面的菌群死亡时间延长。试剂能够杀死大多数现存抗药有机体与物体表面的接触时间密切相关。实际情况是试剂与物体表面接触一段时间而杀死大多数的有机物，因此，制造商提供的接触时间是有必要的，在整个消毒过程中物体表面要保持湿润。

7. 温度 有种观点认为增加所用稀释液的温度会增加其效能，然而温度过高能够引起一些组成成分的蒸发，这将降低或消除化合物的效力。使用时不能超过制造商推荐的温度。

8. 其他属性 有些消毒剂有清洁剂的性质，有些则是严格的灭菌剂。对于后者来说，要么对物体提前清洗处理，要么往灭菌剂里添加清洁剂。

9. 毒性 清洁剂或消毒剂需要彻底冲洗掉。否则，残留物将与后来接触的不相容性化合物发生反应，或者对和它们接触的动物产生毒性作用。例如，由于含苯酚的试剂对猫具有毒性，它就不能用于与猫有接触的物品表面消毒。

10. 使用方法 所用的稀释液可以使用人工配制，最好通过部分自动化仪器来配制。有几种方法来配制溶液。方法选择取决于工人对暴露剂量的耐受性，机械清洗行为，化学接触时间和劳动生产率。可能使用的方法包括：①拖把和扫帚：这些工具对去除污染物具有很好的应用效果和良好的机械作用。②喷雾：它们比人工浸泡方法更有效，但最好用在有排风装置，良好通风的房间内进行。喷雾时通常要求人员使用防护设备，包括防护服，呼吸器和护目镜。③浸泡：这个技术提供最佳的接触时间，但是不具有机械清洁的优点。④雾化：这种过程把液体分散成很小的液滴，并且可以停留在物体表面。⑤熏蒸：蒸发挥发性物质并且液化到物体表面。在液态和气态都有活性的试剂可以进行雾化和熏蒸的联合应用（如过氧乙酸溶液用在悉生动物设施，多聚甲醛用来消毒整个房间）。挥发性试剂的职业健康危害限制了它们的应用。

11. 评估方法 肉眼检查能够判断清洗效果，但却无法检查杀菌和消毒效果。检测物体表面的消毒效果可行的方法是物体表面的细菌培养，例如经洗笼机洗过的笼子或外科操作台表面。培养基（经常是琼脂培养皿）上大量细菌生长提示需要重新评估清洁/杀菌程序。

## 二、灭菌

灭菌是指完全杀死所有活的有机体，包括芽胞。常用的灭菌方法，包括湿热法、干热法、化学法和放射法。根据材料的类型、体积和数量选择采用何种方法进行灭菌。有多种方法用于灭菌，但蒸汽高压灭菌是首选。

在大多数微生物不能生存的条件下，某些微生物仍可存活。如果在灭菌程序后，用于检测灭菌效果的指示剂不生长，就可以推断灭菌是成功的。最常用的生物指示剂是嗜热脂肪芽胞杆菌（Bacillus stearothermophilus）的芽胞。这些市售的芽胞是放在小瓶中，灭菌时把瓶子放入高压灭菌器中完成一个灭菌周期，然后培养小瓶中的细菌来检测芽胞的生长情况。如果有细菌生长，小瓶中溶液的颜色就发生改变，没有生长提示灭菌周期符合要求。需要保存灭菌记录和灭菌试验结果的记录。

有些温度指示剂是通过化学反应来工作的。例如，高压灭菌器的色带和其他在灭菌时可以黏贴在设备上的背面背胶的指示剂。当设备达到要求的表面温度时这些指示剂会变颜色。灭菌指示剂通常放在手术包内以便确定内部物体已经经过良好的灭菌。

检测高压灭菌器、洗笼机和手术包是否达到了合适的灭菌温度要求，是实验动物技术员的责任。对任何实验动物设施，监测这些参数并且精确记录测试结果的操作都是非常重要的。

灭菌方法如下：

1. 湿热灭菌　可以使用热水、蒸汽和高压蒸汽来完成。然而，热水只是作为消毒时才有效。虽然它能在灭菌前有效地清洁一些物体表面，但是即使与清洁剂联合使用也不能达到灭菌效果，沸水中浸泡20~30分钟能够达到近似灭菌的效果，但是不能杀死所有耐热芽胞。蒸汽是很好的灭菌剂，它经常用于不好采用其他方法清洁的大笼子和栅栏。然而，由于它需要特殊装置，可能对操作者有伤害，应用起来非常困难。

高压蒸汽灭菌是最常用的灭菌方法。通过在金属高压锅中使用比空气中压力高的蒸汽，温度可以超过100℃（212°F）。这种情况可以高温杀死那些在未加压沸水或者蒸汽下可以存活的细菌芽胞或病毒。

高压灭菌器是一种有效的灭菌装置，但也有其局限性。如剪刀之类的切割仪器经高压灭菌后将导致切割边缘变钝。操作不当将使材料变湿、生锈。有些材料如橡胶、塑料，不能耐受反复的高压灭菌。例如橡胶手套如超过最短灭菌时间将变质。某些材料不能高压灭菌是因为它们不能与水混合，因此不能为蒸汽所穿透。此外，尽管安装了防护设施，高压灭菌器也会因表面灼热和流动蒸汽伤害到操作技术员。因此，实验动物技术员应正确操作。高压灭菌器的防护设施是非常重要的。

高压灭菌时间取决于被灭菌材料的特性。灭菌最短时间通常是15分钟121℃（250°F）或者5分钟132.2℃（270°F）。高压灭菌器的设计可以最大效率的满足这些要求。

有些高压灭菌器自带蒸汽发生器，大部分高压灭菌器必须与外面的蒸汽相连接。每种类型都可以设计成手动操作或自动操作，无论哪种情况，都以同一种工作原理处理高压灭菌物品。

不同类型的高压灭菌器之间设计上有些不同，但多数都有如下一些共有特征和要求：①外壳包裹中心仓。不同阀门控制蒸汽供应到这两个部位（外壳和中心仓）。可以通过打开中心仓的仓门允许蒸汽进入外套来预热中心仓。当灭菌周期完成时，中心仓内的蒸汽排尽，但外壳中还充满了蒸汽。这使中心仓在没有蒸汽的情况下提供热量来烘干仓内的物品。残留的外壳热量还为下一次操作减少启动时间。②蒸汽必须是高温高压的饱和水蒸气。③在蒸汽进入仓的地方固定蒸汽挡板，阻挡直接流动的饱和蒸汽。④中心仓的最低点设有排液装置。⑤高压灭菌器顶部和底部固定的阀门允许空气和蒸汽排出。⑥如果压力超过安全水平，安全阀用来释放过高的压力。阀门在高压灭菌器爆炸前释放压力。⑦进气口和真空开口必须配备空气滤器以便除去颗粒物质。⑧直列式温度计或温度记录仪需要安装在中心仓底部的排气管上。⑨门垫圈、设备连接处和密封处必须是不透气的。

将灭菌的物品装入高压灭菌器，物品毋接触中心仓内壁以保证蒸汽在物品周围均匀地流动，它们之间和周围不能有空气夹层。小物品应该装入耐热的塑料、纸或布袋中或包裹好。启动高压灭菌器，操作者轻轻关闭仓门并启动计时器供给外部或内部的蒸汽。当温度达到121℃，压力达到0.115MPa时，在计时器上设置所需的灭菌时间。时间达到后蒸汽开始减压，当压力降到零时，高压灭菌器可以打开。有些灭菌器具有干燥循环的功能，可以减少灭菌材料的残留湿气。

2. 干热灭菌　原理是基于所有的微生物都需要水和湿度来生存和繁殖，水的缺失会限制他们的存活。干热灭菌可以杀死大多数常见的微生物，但仍有微生物通过产生芽胞来度过干燥期。

干热灭菌消毒技术经济、且不会使利器变钝。它也适用于粉末和其他需要保持干燥的物品消毒。干热灭菌的缺点是需要一个相对长时间的消毒过程（160℃，1~2个小时）以达到灭菌效果。此外，干热灭菌可能烧焦或烧着一些物品，如纸、布、塑料或是橡胶。对所有加热灭菌技术而言，灭菌应持续进行才能有效。一旦达到灭菌的温度，温度要一直保持在这个温度，直到设定时间完成；如温度降低，则需重新设定时间，以保证温度到达要求。

最常用的干燥空气和焚烧（都是利用了干热灭菌）是可以接受的灭菌方法。干热灭菌方法是使用一个热烤箱。在烤箱里旋转的风扇可以帮助热量均匀散开。

3. 化学灭菌　不同化学消毒剂有不同程度的消毒作用。最普遍的化学消毒剂是戊二醛、福尔马林蒸汽（甲醛）、2%过氧乙酸、二氧化氯和环氧乙烷。这些市售的消毒剂是普遍使用的。购买的化学消毒剂是浓缩液，必须在使用前稀释。稀释比例按照说明书进行。稀释后的消毒剂可以用于墙面、地板、笼子和其他物体表面的消毒。浓度较高的溶液用于消毒仪器的托盘，这种方法被称作冷灭菌。所有这些消毒剂对人和动物都有潜在的毒性。所以只在特殊的条件下并且在工作人员经过培训后才能使用。

戊二醛可以用来浸泡灭菌手术器材，同样被用来消毒地板、墙面和其他坚硬的物体表面。在房间使用前用甲醛进行灭菌以达到无菌，可以用37%~40%的市售甲醛来稀释，或者加热甲醛晶体，使甲醛直接暴露在空气中。可使用福尔马林喷雾来进行物体表面的消毒。甲醛是一种具有毒性、致癌性、腐蚀性和一定渗透性的消毒剂。只有经过训练过的专业人士才能使用。2%的过氧乙酸可以用来消毒隔离器内部，隔离器用于饲养无菌动物和悉生动物。有些教科书中将次氯酸当做一种有效的消毒剂。

环氧乙烷是一种易燃气体，与二氧化碳结合可以使其不易燃烧。它经常用来消毒热敏感材料的表面，例如外科用的缝合线，插管和电子探头。它对细菌的芽胞有效，因为它暴露在氧气和空气中，当使用环氧乙烷灭菌时，必须注意严格的安全防护。因其有毒，在消毒后，气体必须完全扩散后才能接触动物。

等离子灭菌剂作为可以替代环氧乙烷的消毒剂，已经被世界各地的医院引进。等离子灭菌剂是释放低温的过氧化氢离子。等离子灭菌剂不具有环氧乙烷对人员的安全危害和带来的环境问题。该设备仅仅需要电源插座，并且消毒范围广，消毒时间仅为 74 分钟。等离子消毒过程是干燥的，并且没有有毒物质的残留。

暴露在高浓度的化学消毒剂中是有害的，并且对人和动物可能是致命的，所以化学消毒剂在处理，储存和放置时要按照说明书的要求进行。

4. 辐射灭菌　电离辐射（γ 和 β）和非电离辐射（紫外线或紫外光）可用来消毒。辐射灭菌靠破坏正常的蛋白结构来杀死微生物。离子辐射对人类是致命的，所以在使用前必须严格注意安全。该方法对热和化学敏感材料是有效的灭菌方法。γ 射线可以破坏动物饲料、实验仪器和实验物品上的微生物。因 γ 射线破坏了饲料的营养成分，所以照射后的饲料要补充额外的营养。从饲料供应商处可以购买到辐照后的饲料。

非电离辐射透射性小，所以应用有限。非电离辐射技术主要用来消毒物体表面和空气。它比电离辐射弱，但是如果使用不当，非电离辐射可能引起一些损害。直接的眼睛暴露可能导致视力下降。所以，使用这个技术时尤其要保护眼睛。

被照射后的物品是没有放射性的。换句话说，照射过的饲料、器械或者其他物品是不会释放射线的，因此对人员没有危害。

## 第三节　设施环境中的有害物质

### 一、害虫控制

蟑螂和野鼠是潜在的病媒生物，因此要防止它们与研究用的动物接触。设施建立初期就要考虑预防病媒生物侵入设施。墙壁和地板必须是没有裂缝和缝隙的。管道、下水道和空气过滤器应该是密封良好，并且要经常检查。进入设施的设备应该通过严格的检查以排除害虫。

害虫在设施中寻找食物和水，并且在黑暗处生活和繁殖。把食物，垫料和笼具远离墙壁，可以减少害虫的潜在栖息地。可移动的设备、笼架和抽屉必须定期检查和清洁，最大可能减少害虫存在的可能性。

实验室可以使用物理方法和化学方法来控制害虫传播。无创的方法如诱捕、捕鼠笼、硼酸或者硅粉，严格的消毒和常规打扫也有助于控制害虫。

实验室中证明可以消灭害虫或者野鼠的方法是在动物房外诱捕野生动物。野鼠通过密闭的门和墙进入动物设施。实验室内逃跑的实验动物也可以找到栖息地，搭建巢穴，并且繁殖。这类啮齿类动物也被看成害虫，应该与野鼠一样被消灭。灭鼠器应该沿着动物经常通过的墙壁放置。

　　使用杀虫剂（灭鼠药和灭蝇药）应该由经过培训的有经验的工作人员进行操作。实验室中应正确使用杀虫剂，否则对工作人员和实验动物是有危险的。研究用的动物暴露在杀虫剂下，可能使研究数据不准确，甚至引起动物死亡。杀虫剂的使用使实验结果控制起来更加困难。

## 二、安全和卫生

　　每个实验室都应该有安全方面的标准操作程序。工作人员应在工作初期被告知工作环境潜在的生物危害，以及如何正确使用安全设备。管理者需制定安全准则，并且要求员工遵守。管理者应该在特定时间检查仪器以保证它们处于良好的工作状态。工作人员接受正确的信息和培训后，他们的职责就是安全地实施操作。

　　急救场所的洗眼器和喷淋装置应该处于工作状态。紧急逃生路线应该贴在明显的位置，并且一年要进行几次逃生演习。

　　工作人员需知道实验装备、制服、鞋子和手套可能是疾病的来源。制服和鞋子不应该穿回家，也不应在家里洗刷。必要时使用一次性的工作服，使用后进行无害化处理。

　　工作人员应建立良好的个人卫生习惯且须清楚交叉感染对动物研究的潜在影响。培训和良好意识是任何好的安全程序的重要组成。

　　研究环境中的危害　　研究环境中经常发现的潜在危害包括：放射性核素、活的病原菌（生物危害）、致癌物和毒素。在这些危险物质存在的区域应该张贴明显的标识。图 7-1 说明是一个典型的生物危害标识。上面的信息应该包括生物危险的特性，负责人的名字和电话号码，和该区域的其他特殊要求。

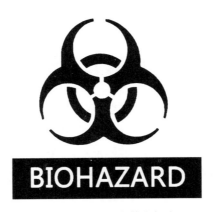

图 7-1　生物危害警告标志

　　按照《病原微生物实验室生物安全管理条例》，根据病原微生物的传染性、感染后对个体或者群体的危害程度，我国将病原微生物分为四类：第一类病原微生物，是指能够引起人类或者动物非常严重疾病的微生物，以及我国尚未发现或者已经宣布消灭的微生物。第二类病原微生物，是指能够引起人类或者动物严重疾病，比较容易直接或者间接在人与人、动物与人、动物与动物间传播的微生物。第三类病原微生物，是指能够引起人类或者动物疾病，但一般情况下对人、动物或者环境不构成严重危害，传播风险有限，实验室感染后很少引起严重疾病，并且具备有效治疗和预防措施的微生物。第四类病原微生物，是指在通常情况下不会引起人类或者动物疾病的微生物。第一类、第二类病原微生物统称为高致病性病原微生物。

按照国家相关规定，病原的实验操作应在相对应的实验室内进行，具体请参见原卫生部文件《人间传染的病原微生物名录》。

国家根据实验室对病原微生物的生物安全防护水平，并依照实验室生物安全国家标准的规定，将实验室分为一级、二级、三级、四级。动物实验室的生物安全防护设施应参照实验室的相应要求，还应考虑动物呼吸、排泄、皮毛、抓咬、挣扎、逃逸、实验（如染毒、医学检查、取样、解剖和检验等）等过程产生的潜在生物危害的防护。应特别注意对动物源性气溶胶的防护，例如对感染动物的剖检应在负压剖检台上进行。

应根据动物的种类、身体大小、生活习性、实验目的等选择具有适当防护水平专用于动物并符合国家相关标准的生物安全柜、动物饲养设施、动物实验设施、消毒设施和清洗设施等。实验室建筑应确保实验动物不能逃逸，非实验室动物（如野鼠、昆虫等）不能进入。实验室设计（如空间、进出通道等）应符合所用动物的需要。动物实验室空气不应循环。动物源气溶胶应经适当的高效过滤和（或）消毒后排出，不能进入室内循环。如动物需要饮用无菌水，供水系统应可安全消毒。动物实验室内的温度、湿度、照度、噪声和洁净度等饲养环境应符合国家相关标准的要求。除了通用实验室的要求，动物实验室还有一些特殊要求，如下。

（1）ABSL-1实验室：在满足BSL-1实验室要求的基础上，动物设施应与开放的人员活动区分开，动物饲养间应安装自动闭门器，当有实验动物时应保持锁闭状态，如果有地漏，应始终用水或消毒剂液封。

（2）ABSL-2实验室：在满足BSL-2实验室要求的基础上，出入口应设缓冲间，动物实验室的门应当具有可视窗，可以自动关闭，并有适当的火灾报警器。为保证动物实验室运转和控制污染的要求，用于处理固体废弃物的高压灭菌器应经过特殊设计，合理摆放，加强保养；焚烧炉应经过特殊设计，同时配备阻燃和消烟设备；污染的废水必须经过消毒处理。

（3）ABSL-3实验室：在满足BSL-3实验室要求的基础上，建筑物应有符合要求的抗震能力，防鼠、防虫、防盗，实验室由清洁区、半污染区和污染区（动物饲养间）组成。污染区和半污染区之间应设缓冲间。必要时，半污染区和清洁区之间应设缓冲间。相对室外大气压，污染区为-60Pa（名义值），并与生物安全柜等装置内气压保持安全合理压差。保持定向气流并保持各区之间气压差均匀。室内应配备人工或自动消毒器具（如消毒喷雾器、臭氧消毒器）并备有足够的消毒剂。当房间内有感染动物时，应戴防护面具。

（4）ABSL-4 实验室：在满足 BSL-4 实验室要求的基础上，应增加动物进入的通道，感染动物应饲养在具有Ⅲ级生物安全柜性能的隔离器内，动物饲养方法要保证动物气溶胶经高效过滤后排放，不能进入室内。一般情况，操作感染动物，包括接种、取血、解剖、更换垫料和传递等，都要在物理防护条件下进行。能在生物安全柜内进行的必须在其内进行；特殊情况下，不能在生物安全柜内饲养的大动物或动物数量较多时，要根据情况特殊设计，例如设置较大的生物安全柜和可操作的物理防护设备，尽可能在其内进行高浓度污染的操作。

### 三、环境丰富

环境丰富是试图减少实验动物的紧张，模拟他们在野外自由生存环境而采取的措施，包括结构环境、社会环境和活动环境三类。结构环境包括最初的周围环境，如休息区和栖木；社会环境包括通过视觉，听觉或者嗅觉与相同物种的其他成员直接接触；活动环境包括运动、探索和与管理人员的互动，例如犬的环境丰富，包括提供定期的笼外运动和与饲养人员的交流（抚摸、与犬玩耍）。而对灵长类动物来说，环境丰富包括提供玩具，给动物喂食、食物奖励游戏、动物群养、秋千、栖木，和人的接触（提供治疗，与动物交谈）等。

#### 延伸阅读：

1. 秦川. 医学实验动物学（第二版）. 北京：人民卫生出版社，2014

2. 孙婧. 屏障设施运行与管理. 北京：军事医学科学出版社，2002

3. 国家质量监督检验检疫总局. 实验动物 环境及设施 GB14925-2010. 北京：中国标准出版社，2010

4. 国家质量监督检验检疫总局. 实验室 生物安全通用要求 GB 19489-2008. 北京：中国标准出版社，2008

5. PTimothy Lawson. Laboratory Animal Technician Training Manual. American Association for Laboratory Animal Science，2004

# 第四篇
# 动物健康、疾病与预防

　　实验动物的健康、疾病与预防是实验动物工作中特别需要重视的问题之一。对实验动物的微生物和寄生虫控制是实验动物质量的重要保证，也是控制实验动物生产繁殖和动物实验研究的重要环节，有些动物疾病甚至还会危及人类的公共卫生和生命安全。本篇主要介绍不同级别实验动物的疾病预防控制管理技术和措施，以及常见实验动物疾病的鉴定、诊断等知识。

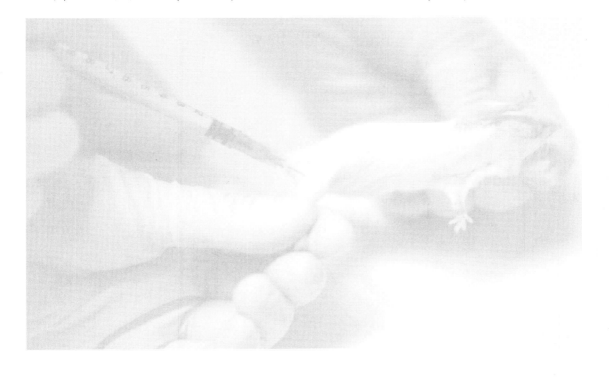

# 第八章　动物健康维持

实验动物技术人员在日常工作中，必须密切关注实验动物的行为、状态和异常，及时发现实验动物的疾病和痛苦，避免实验过程中产生的危害，维持稳定的动物健康状况。日常仔细观察，也可增加建立新的人类疾病动物模型的机会。所以密切关注动物的健康状态是一项日常必要的工作。在发现实验动物疾病时，应当根据动物疾病的具体情况，对患病动物做出隔离、治疗甚至安乐死（euthanasia）的处理。因为有些实验动物尤其是啮齿类小动物被饲养在屏障和隔离环境中，如果发现传染性的疾病给以诊断和治疗的价值不大，考虑到对实验结果的影响，科研所需的时间和经费状况等，采取对动物实行安乐死比救治更为合理。而对待犬、猴等大动物通常可采取适当的诊断治疗措施。

## 第一节　实验动物疾病影响和危害

高品质的实验动物和动物饲养设施是保证动物实验研究结果科学性、可重复性的基础。不健康的动物所做出的实验研究结果必然是不可信的。由于实验动物被规模化地集中饲养管理，极易造成疾病的暴发和流行，对生产繁殖期的动物和动物实验过程中的动物，影响都非常严重。疾病可直接破坏动物的生产繁殖性能，严重影响动物的生长发育，严重的感染性疾病甚至会造成动物生产种群的覆灭，生产不出高质量的实验动物。在实验研究中，动物疾病对实验的影响也是巨大的。如，发生急性烈性传染病，将会造成短时间内疾病的流行，迫使动物实验过程中断，造成难以弥补的巨大损失。还有一些隐性感染的动物疾病，表面看动物是无异常的，但是在实验开始后，给予一定的实验手段干预，动物就会开始发病，甚至死亡。有些没有临床症状的感染动物，虽不发病或死亡，但可影响动物自身的稳定性和反应性，造成机体免疫功能等方面的改变，或与其他病原起协同，干扰动物实验的结果，污染生物制剂。这都是实验动物技术人员需要严格控制的问题。特别是小型的啮齿类实验动物，在实验过程中，不允许进行任何的疫苗接种和使用药物进行疾病的治疗，更需要在实验过程中严格控制任何疾病的发生。

1. 小鼠肝炎病毒感染　　小鼠肝炎病毒感染是实验小鼠的一种重要疾病，发病率较高，严重威胁小鼠健康，对实验研究干扰甚大。病原为小鼠肝炎病毒（mouse hepatitis virus，

MHV），通常在鼠群中成潜伏性感染而无明显临床症状，但其改变小鼠体内的各种免疫应答参数，而且在与某些微生物发生混合感染或在实验条件的刺激下常会暴发疾病。裸鼠感染时发病严重，主要临床表现为肝炎、脑炎和肠炎。急性发病时表现为精神抑郁、被毛粗乱、体重减轻、脱水、下痢、后肢弛缓性麻痹甚至死亡。临床症状不明显的感染小鼠，由于感染后对其免疫功能产生重要影响，对所有有关免疫系统相关的研究，有关肿瘤研究、肝功能研究等都会产生影响。

2. 仙台病毒感染　仙台病毒（sendai virus）主要感染小型啮齿类动物，在动物群中大多为隐性感染，急性感染常见于断乳小鼠。当饲养条件恶化，温度变化剧烈或并发呼吸道细菌感染时会呈现急性暴发，造成动物呼吸道疾病的流行。此病毒感染对动物免疫系统干扰严重，可严重影响动物体液和细胞的免疫应答，抑制实验性化学致癌作用，并严重影响妊娠雌鼠的生殖，造成胎儿发育异常等，对实验研究影响很大。

3. 支原体感染　支原体（mycoplasma）是能够独立生活的无细胞壁的最小微生物，常定居于动物呼吸道和生殖道黏膜，对大小鼠危害较大，常因某些因素诱发，造成动物发病。支原体常引起鼠呼吸道和生殖道支原体病，引起鼻炎、支气管肺炎；感染生殖道造成雌性动物繁殖力下降及死胎发生；在临床上多以慢性经过出现或与其他病原微生物引起复合感染，有时会并发中耳炎，形成动物"歪头病"。

4. 沙门菌感染　沙门菌（salmonellosis）感染是一种可感染多种实验动物的症状严重的疾病，小鼠、大鼠、豚鼠、犬、猫和灵长类都对其易感。急性发病时还未出现特异性症状就大量死亡，亚急性病例动物发病表现为萎靡不振、行动呆滞、食欲减退、体重下降、被毛蓬松污秽、腹泻和颤抖等全身症状，使实验研究被迫中断。沙门菌感染还威胁饲养人员和实验人员的健康和安全。

以上几个动物感染事例说明了动物疾病会对实验动物的生产繁殖和动物实验研究造成非常严重的影响。而且很多实验动物疾病一旦发生感染后用常规的方法很难彻底根除，特别是小型啮齿类动物给予治疗是不现实的，通常必须将患病动物全部处死，对饲养室进行彻底的消毒、灭菌，然后重新引进动物进行饲养培育。对实验研究工作来说这将是非常惨重的时间和经济上的损失。所以，采取各种有效的措施和办法，杜绝将各种病原微生物带入动物饲养室内，保证动物的健康至关重要。

## 第二节　实验动物分级

实验动物微生物和寄生虫学质量控制是实验动物标准化的主要内容之一。世界各国对实验动物微生物和寄生虫的控制都极为重视。不同的国家，根据实验动物携带微生物和寄生虫的情况，将实验动物分为不同的等级。多数国家通常将实验动物分为无菌动物、无特定病原体动物和常规动物。

我国按照实验动物微生物和寄生虫控制水平将实验动物分为四个等级：普通级动物、

清洁级动物、无特定病原体级动物和无菌级动物。

1. 普通级动物（conventional animal）　简称普通动物。是指要求不携带所规定的人兽共患病病原和动物烈性传染病病原的实验动物。是标准化实验动物中微生物和寄生虫控制上要求最低级别的动物。普通级动物饲养在普通环境中。但普通级动物并非是不用进行微生物和寄生虫控制的动物，在普通级动物的饲养管理中必须采取一定的防护措施，从而保证普通级动物不被人兽共患病和动物的烈性传染病所感染。目前，按照中国实验动物质量国家标准，实验小鼠和大鼠是没有普通级的。

2. 清洁级动物（clean animal）　简称清洁动物。除不带有普通级动物应排除的病原外，不携带对动物危害大和对科学研究干扰大的病原的实验动物。清洁级动物外观必须健康无病，解剖动物时，其主要器官组织无论肉眼或病理组织切片均不得有病变发生。清洁级动物是根据我国国情自行设立的微生物和寄生虫控制等级动物，在我国科学实验研究中应用广泛。清洁级动物必须来源于 SPF 动物或无菌动物，且必须饲养在屏障环境中。

3. 无特定病原体级动物（specific pathogen free animal）　简称 SPF 动物。除清洁级动物应排除的病原外，不携带主要潜在感染或条件致病和对科学研究干扰大的病原的实验动物。SPF 动物是国际上公认的标准级别实验动物，饲养在严格管理的屏障系统或隔离系统中。

4. 无菌级动物（germ-free animal）　简称无菌动物。无菌动物是指无可检出一切生命体的动物。即用现有的检测技术在动物体内外的任何部位，均检不出任何活的微生物和寄生虫的动物。无菌动物必须饲养在隔离系统中，即无菌隔离器（isolator）内，定期进行无菌检查。

无菌动物在自然界并不存在，必须经过人为培育。哺乳类无菌动物一般来源于剖宫产，小动物做子宫切除术，大动物做子宫切开术获得幼仔，然后在密闭的隔离系统中，由人工哺乳（无菌乳）或由其他同种雌性动物（无菌动物）代乳哺育而成。也可采用胚胎移植等技术对动物进行净化获得。卵生无菌动物的获得一般来源于无菌卵的孵化，相对较哺乳类动物容易，无菌化的关键在于将卵壳彻底消毒灭菌，然后将受精卵放在无菌隔离器中孵育而获得。

悉生动物（gnotobiotic animals，GN）也称已知菌动物或已知菌丛动物。一般将人为地向无菌动物的肠道内输入一种或几种正常细菌（非致病菌）的动物称为悉生动物。可输入一种称单菌动物、两种、三种或多种细菌称为双菌、三菌或多菌动物，放在隔离器中饲养而获得。由于悉生动物除人为输入的菌以外，不能带有其他任何微生物。所以，也必须和无菌动物一样饲养在隔离器中，饲养环境和要求完全相同，在实验动物微生物和寄生虫质量控制分级上，悉生动物和无菌动物为一个级别。

## 第三节 实验动物购买、运输、接收和检疫

### 一、实验动物的购买

购买和引进实验动物是保证实验动物健康，预防实验动物疾病的重要步骤。一般动物实验室在进行动物实验研究时，需提前做好动物实验设计，确定购买实验动物的品种品系、动物级别、数量、性别和年龄等要求，提交动物购买计划，并将动物饲养室内所需场地和笼器具准备落实到位，然后开始购入动物。

为了使购买的实验动物来源有保障，需要及时了解出售实验动物供应商的有关信息，尤其在新确定一个供应商和更换供应商时更要注意及时了解其生产繁殖供应实验动物的健康状况。原则上，国内必须在具有省（市）级实验动物管理部门颁发的《实验动物生产许可证》的单位购买实验动物，并要求供应方出具近期所做实验的动物质量合格检测报告，不符合质量要求的动物不得购买。

如实验动物生产单位购买动物生产繁殖种群，必须在国内认可的实验动物种子资源中心购买，要求种子资源中心提供引种证明。哺乳类小型啮齿动物远交群引种数量不得少于25 对，近交系及基因工程动物至少 2 对以上。并要求供应方提供《实验动物合格证》和近期实验动物质量合格检测报告。实验动物合格证应当标明实验动物的确切名称、级别、规格、数量、质量检测情况，供应单位、日期，许可证号，并有负责人签字盖章。

大型动物如犬、猪、猴等还要求供应方提供其计划性接种疫苗的证明及定期驱虫情况等资料。

### 二、实验动物的运输

实验动物从生产到使用都要经过运输这一环节。当把实验动物由原有生活环境放到运输箱，再运送到其他动物实验室时，会诱发动物的紧迫或危机感，如运输方法不当还可能引起动物严重伤害。因而在运输过程中必须采用合适的运输方式及运输容器，选择快捷、安全、有效的运输方式，同时必须遵守国家、地方实验动物运输过程中相关法律和法规。

1. 运输容器实验动物运输容器是运输过程中承载实验动物的设备。无论采用何种运输方式，都需要特制的动物运输容器。运输容器设计时要充分考虑各种实验动物的生理、生态、习性以及动物级别等因素，保证实验动物的健康及安全。运输容器要能够有效防止动物逃逸以及微生物、寄生虫污染，能承受短暂性的挤压。一般运输容器采用无毒、无味、通气良好的材料制作，材质可使用木材、金属、塑料、硬纸板或合成材料等。金属和塑料材料制成的运输容器成本较高，但是消毒灭菌后可以重复使用。小型啮齿类实验动物运输时常采用金属笼加硬纸板箱的运输盒和合成材料制成的运输盒运输。在运输清洁级和 SPF级动物时，运输箱四周要设贴有空气过滤膜和金属网的气窗，以防止外界微生物的污染同

时保证足够的通风换气。注意在同一运输箱内不能混装不同品种、不同性别或不同等级的动物。

2. 实验动物装运如使用公共运输工具运输特别是航空运输时，实验动物在装运前应反复审核运输箱的安全性，检查通气孔及滤网通风是否顺畅。运输箱外必须贴上醒目的标签，标明收件人的姓名、地址、单位和电话；寄件人的姓名、地址、单位及电话（紧急联络用）；装箱时间、运输日期、时间；运输箱总件数；动物数量、性别、品种品系和年龄等相关资料。动物装箱运输时，需要有足够的空间供动物可以移动身体，同时也要避免因运输中摇动致使箱内动物受伤。

大型运输箱设计要考虑动物能站、坐、躺及回转，常以单只动物大小、体重设计运输箱的公式为：

$$长度 = 从动物鼻长到尾根部的体长再加 1/3 长度$$
$$高度 = 动物头完全抬举的高度$$

3. 运输工具实验动物的运输可采用人力车、机动车、火车、飞机和轮船等运输工具。应尽量采用耗时少，减少动物疲劳和不适的运输工具为宜。运输中需要良好的通风和温度控制，防止运输中出现过热或过冷引起动物的反应和不适。如果运输时间超过 6 小时以上，则需要在运输容器中添加足够的饮水和食物。不同种动物在运输过程中添加的饮食往往方式也不同，啮齿类小动物运输箱中可加固体水和颗粒饲料。草食动物可放入根茎类的食物。运输过程中应防止动物的粪尿污染环境。

运输注意事项：在实验动物运输装、卸过程中，实验动物应最后装上运输工具。到达目的地时，实验动物应保证最先离开运输工具。负责运输动物的人员应经过专门培训，了解和掌握有关实验动物方面的知识。

### 三、实验动物接收

接收实验动物进入动物设施是确保动物成功转移的重要步骤。负责接收的人员必须清楚动物到达的时间和动物的数量，并做好一切动物饲养场所的准备工作。

动物到达后，首先，要按照运输箱上的标签，核对动物的品种、品系、名称、性别、数量和动物级别等信息是否与所要求购买的动物相符。如是普通级动物可开箱观察动物的一般状态，确认有无异常，然后将动物转移到动物检疫饲养室笼具内。如果是清洁级以上实验动物，核对运输盒上标签信息后，要仔细检查运输盒的完整状况，如有无破损、裂缝等，防止在运输途中对动物造成的污染。

然后，用消毒剂将运输箱外表面进行喷雾消毒，打开隔离器或屏障设施传递窗的外门，将运输箱放入传递窗内，用消毒液喷雾，关上外门，打开紫外消毒灯，在传递窗内放置 5~8 分后打开传递窗内门，取出运输箱，在屏障或隔离器内打开运输盒，检查动物的状况，清点数量，将动物放入笼具中。一般新进入实验室的动物都首先放置在隔离检疫室内进行观察。及时做好接收动物记录。

大型实验动物常在接收时需要对动物进行清洗，清除在运输过程中造成的体表的污垢，然后再放入设施或笼具中饲养。

### 四、实验动物的检疫

购买的实验动物必须进行隔离检疫，在检疫期间对动物的呼吸系统、消化系统及其他病状进行常规观察，并按照本单位制定的检疫规范作微生物和体内外寄生虫的抽样检测。检疫的目的在于经过适当的检查以保证实验动物的品质，防止疾病的感染或特定排除的病原体感染，使所有新引进的实验动物尽快适应本实验动物生产和实验场所的新环境。

实验动物检疫期应注意以下要点：

1. 实验动物抵达本单位　立即将其隔离饲养在准备好的隔离检疫室内，隔离检疫的时间因不同动物种类、不同的实验要求从几天到几周，一般小型啮齿类动物预期在隔离检疫室观察饲养约 2 周时间。根据引进实验动物的观察情况，主管兽医师可决定是否需要延长隔离观察的时间。

2. 隔离检疫室应为独立的动物饲养设施　有条件的单位可采用 IVC 或隔离器饲养新引进的小型啮齿类动物。所谓独立饲养设施是指具有独立的饲养环境，出入隔离检疫室的人员、物品等都需要是完全独立不与其他饲养室交叉的。隔离检疫室产生的废弃物、动物尸体等要通过灭菌无害化处理后方可运出。

3. 如在接收动物时有动物死亡或有临床症状呈濒死状态　应做全套病理解剖，必要时应做病毒抗体测定及细菌分离等检测工作。

4. 动物引进　第 1 天，兽医师和实验动物技术人员要全面检查动物，记录任何行为异常、病变或症状，必要时采集动物粪便做细菌培养和寄生虫检查，采集体表毛发检查有无皮肤病、外寄生虫感染和真菌感染等。

5. 生产保种单位应在引进动物时适当多引进 5~10 只作为检测之用，主要检测常见的病毒和细菌，以及可以垂直感染的病毒、细菌和寄生虫。如发现阳性结果，立即报告兽医师和单位主管。在国内引种的可重新引进种子动物。如为国外引进的重要模型动物，即采用同步发情、胚胎操作或剖宫产、保姆鼠代乳等方法对动物进行净化处理。

6. 检疫结束后，兽医师填写《新进动物检疫报告》并存档。

7. 隔离检疫室的饲养人员如果同时还要管理同种其他健康动物，那么一定要保证在完成其他健康动物的操作后再进行对隔离检疫动物的操作。

### 五、质量保证与监测

动物检疫和适应期过后，实验动物按照品种移至动物饲养室。处于正常饲养管理的实验动物种群和动物实验中的动物，同样还要继续进行健康监视。动物饲养人员和实验动物技术人员每天要对动物进行仔细观察，有利于及早发现和及时处理动物疫情。

### （一）日常实验动物健康观察的主要内容和方法

1. 生活习性的观察不同种属的动物有不同的生活习性，若习性反常，常表示动物健康异常。

2. 身体状况的观察健康动物应有正常的体形和姿态，检查时应注意动物活动是否异常，身体各部位是否正常以及动物营养状况是否良好。

3. 精神状态及反应性观察健康动物精神状态良好、活泼好动、双眼明亮、对外界环境反应灵敏，对光照、响声、捕捉反应敏捷。如果出现过度兴奋或过度抑郁则为异常。

4. 皮肤及被毛观察健康动物被毛有光泽、浓密、无污染，异常时可出现被毛粗乱、蓬松、缺少光泽，甚至有粪便污染。健康动物的皮肤有弹性，手感温暖，异常时可见皮肤粗糙，缺乏弹性，甚至出现损伤。

5. 采食及采食方式观察健康动物食欲旺盛，有固定的采食量和饮水量以及采食饮水方式，若饮水量骤增或骤减，以及采食方式发生改变，均为异常。

6. 粪尿观察正常动物的粪便具有一定的形、色、量，尿液具有一定的色泽、气味。异常时可见粪尿过多或过少，粪便稀薄或硬结，粪便中有胶冻状黏液、脱落黏膜、血液等，尿中带血，颜色浑浊不清或异常气味。

7. 呼吸、心跳和体温检查正常动物具有固定的呼吸、心跳、体温范围和固定的呼吸方式，呼吸、心跳和体温超出固定的变动范围则视为异常。

8. 天然孔、分泌物及可视黏膜观察正常动物的天然孔干净无污染、分泌物少，可视黏膜湿润。如出现鼻涕、眼屎、阴户流恶露、肛门有粪便、可视黏膜充血或发汗等均为异常。

9. 妊娠与哺乳正常雌性动物经配种后出现正常妊娠和哺乳期，而且不同时期有不同的体态、行为及采食反应。异常时可见流产、早产、死产、难产、拒绝哺乳、弃仔和食仔现象。

10. 生长发育观察动物出生后经哺乳、离乳直到成年，各个时期均应达到一定的体重和身长，具有该品种品系的外貌特征。异常时可见发育迟缓、瘦小或出现畸形。

11. 对可疑动物进行个体检查必要时根据具体情况可进行特殊检查如尸体解剖、病理学检查、微生物学检查、血液学检查和生物化学检查等。

### （二）实验动物微生物和寄生虫的定期检测

由于实验动物通常集中饲养，饲养密度较大，且动物的隐性感染对实验动物的质量和动物实验研究都有很大的影响。为保证各级别实验动物的健康品质，需要定期对实验动物进行微生物和寄生虫的监测。

监测频率为普通级、清洁级和 SPF 级动物至少 3 个月监测 1 次；无菌级动物每年监测 1 次，每 2~4 周检查 1 次动物的生活环境标本和粪便标本。

具体各级别实验动物微生物和寄生虫监测的项目内容和监测方法参照 GB14922.1-2001

和 GB14922.2-2011 进行。

动物实验室内正在进行实验研究的动物不能作为抽样的标本监测，应在室内分别设立"哨兵动物"，定期对"哨兵动物"进行监测，以保证动物实验室内实验动物的健康安全，防止隐性感染发生。

为保证实验动物的健康品质，环境设施的维护也是同样重要的，环境的变化会对实验动物的健康产生很大的影响，所以必须对实验动物各种环境因素高度重视，日常各种环境因素指标的监测记录要充分考虑全面，包括温度、湿度、光照、噪声、风速、换气次数和消毒剂的使用等。

具有标准化的实验动物设施和环境控制，加之切实有效的管理手段，认真负责的工作人员，实验动物的健康状况才能够得以保证。

## 第四节　实验动物生产和饲养

要维持生产和实验过程中实验动物的健康，保证实验动物的质量和动物实验研究结果的准确性和可重复性，必须做好以下方面的工作。

### 一、控制各种环境设施

为防止外界环境中微生物和寄生虫对实验动物的影响，保证各级别实验动物的质量，各级别实验动物必须饲养在相对应的环境设施内，其环境设施必须符合 GB14925-2010 规定的要求：

**表 8-1　实验动物环境设施类别**

| 设施类别 | 空气压力 | 设施功能 | 饲养动物级别 |
|---|---|---|---|
| 普通环境 | 常压 | 动物生产、实验、检疫 | 普通级动物 |
| 屏障环境 | 正压 | 动物生产、实验、检疫 | 清洁、SPF 级动物 |
|  | 负压 | 动物实验、检疫 | 清洁、SPF 级动物 |
| 隔离环境 | 正压 | 动物生产、实验、检疫 | SPF、无菌级动物 |
|  | 负压 | 动物实验、检疫 | SPF、无菌级动物 |

1. 普通环境设施普通级动物饲养在普通环境设施内　普通环境设施要符合实验动物居住的要求，各种环境因素要达到标准，该环境不能完全控制传染因子，但必须控制野生动物的进入，有防野鼠和蚊虫的设施。普通环境设施的动物生存环境可直接与外界大气相通，室内要能保持一定的通风换气频率。饲料、垫料要消毒灭菌后使用，动物饮水要符合卫生要求。人员在操作时要更换工作衣、鞋，戴帽子和口罩。

2. 屏障环境设施清洁级和 SPF 级动物饲养在屏障环境设施内　屏障环境设施要符合动

物居住的要求，各项环境指标均达到国标要求，严格控制人员、物品和空气的进出，进入屏障环境的空气须经初、中、高效净化处理，空气洁净度按照屏障内不同位置分别达到净化级别 7 或 8 级。进入屏障的人员、动物和物品，如饲料、垫料、饮水、笼具和仪器药品等均需有严格的微生物控制。

3. 隔离环境设施　无菌动物、悉生动物必须饲养在隔离环境设施内，SPF 动物在必要时也可饲养在隔离设施内。隔离环境设施是一个采用无菌隔离装置以保持无菌状态防止外来污染的一个有效设施。实验动物生存环境与外界完全隔离，进入隔离器内的空气须经过净化处理，其空气洁净度达到 5 级，人与实验动物不能直接接触。所有进入隔离器内的动物、物品都要经过严格的灭菌处理。

## 二、完善组织机构，健全规章制度和操作规范

每个动物实验室都有负责人、兽医和操作者。负责人应具有扎实的实验动物专业知识和丰富的管理经验，不仅要发挥技术指导作用，制定各种规章制度和操作规程，还要行使技术监管职能，督促有关工作人员，认真贯彻落实这些规章制度和操作规程。兽医对于正确饲养和使用实验动物的作用很重要，兽医要监督从接收动物一直到安乐死动物的整个过程，掌握各种实验动物疾病的防控知识和技能，严防传染性疾病的发生和流行，保证实验动物质量符合相应的标准要求。操作者包括饲养者和实验者，其主要职能就是按照操作规程正确地进行操作。

规章制度是讲述从业人员应做的工作内容，内容全面，言简意赅，并具有可实施性。标准操作规程（SOP）是讲述从业人如何做工作，明确某一项具体工作的作业程序和技术方法。至少应涵盖人员、物品、动物出入设施的通过程序与净化方法，各种物料的准备与卫生消毒方法；设施内环境的保持标准与方法；设施内外环境的秩序与卫生管理；各种设备的操作程序与维护方法；不同品种、品系动物的饲养管理程序与方法；动物疾病控制的程序与方法；实验动物福利保障措施与方法等。

## 三、从业人员的管理

1. 培训制度　从事动物饲养和动物实验的人员都必须经过培训学习后，获得人员资质评定，方可进入动物实验室工作，即实验动物从业人员要系统了解实验动物专业的基本知识和基本技术，掌握常见实验动物的生物学特性；熟悉动物饲养和动物实验的一般程序和标准化操作规程；熟练进行实验动物的健康检查和动物实验的基本技术和方法；能够认真做好饲养和实验的观察和记录；熟悉仪器设备的使用方法和维护保养。屏障和隔离系统内的工作人员要学习掌握动物和物品等的净化要求和基本操作程序，养成良好的消毒灭菌观念和工作习惯十分重要。

2. 健康和卫生要求　检查了解与动物接触人员及其家庭有无对动物的皮屑、血液、尿液等有过敏反应现象。与动物接触人员应没有明显的运动、呼吸、循环等系统的障碍。重

点检查是否存在人与动物交叉感染的疾病，如沙门菌、布氏杆菌、结核杆菌等细菌引起的疾病；乙肝病毒等病毒性疾病；真菌和寄生虫引起的疾病等。与动物接触的人员每年应进行一次健康状况检查。

实验动物设施内工作人员要求养成良好的卫生习惯，实验室要建立人员卫生管理规程，指定人员检查、记录、实施。人员卫生管理主要包括以下内容：

（1）养成清洁习惯，勤洗头、勤修剪指甲和胡须。

（2）皮肤有损伤、炎症、瘙痒症者，对化学试剂、药品、动物有过敏反应者不宜进入动物饲养区。

（3）患流感、感冒、咳嗽、喷嚏者、腹泻者，有抓头挖鼻、摸脸搓皮肤习惯者，待恢复健康后和改掉习惯后方可进入动物饲养区。

（4）个人物品如手机、钥匙、手表饰品等严禁带入洁净动物饲养区。

（5）禁止化妆进入洁净动物饲养区。

（6）禁止在洁净区内解（拉）开工作服暴露身体，戒除操作中用手摸口、鼻、眼睛和头发的习惯。

（7）各区域房间都要随手关门，人员不得互相串房间。

（8）严格执行动物饲养区内人流、物流、动物流的走向和顺序。

（9）尽量减少人员进入动物饲养区的数量和频率。

具有标准化的实验动物设施和环境控制，加之切实有效的管理手段，认真负责的工作人员，实验动物的健康状况才能够得以保证和维持。

# 第九章　实验动物的疾病与预防控制

## 第一节　实验动物疾病概述

### 一、实验动物疾病概念

实验动物疾病与其他动物疾病一样，是动物机体与外界致病因素相互作用而产生的损伤与抗损伤的复杂相互作用过程。疾病可使动物的生命活动发生障碍，对环境的适应能力降低，生长发育异常，严重的甚至引起死亡。

正常的实验动物机体由于神经和体液的调节，可维持动物机体正常的生命活动，使动物机体与外界环境保持统一和体内各器官系统协调活动，这是动物健康的标志。但如果外界环境变化过于剧烈，超出动物生理防御范围，或者动物机体本身抵抗力降低，不能适应外界环境的变化，使内部器官间协调受到不同程度的破坏，在身体的局部或全身出现明显的变化或严重的反应，就会发生疾病。如动物机体局部引起发炎、表现红、肿、热、痛等症状；严重的整个机体高热，使内部防御适应性增强，免疫细胞吞噬侵入的细菌、病毒和异物等，从而造成全身性的反应。

当动物机体受到外界致病因素作用时，一方面动物机体受到损伤，发生病理反应，使自身正常的生理功能、代谢和形态结构发生不同程度的改变和破坏；另一方面，动物机体也必然产生抗损伤的生理反应，以消除致病因素的作用以及造成的损伤。这一矛盾始终贯穿于动物疾病的整个过程，推动疾病的发生发展。当机体抗损伤的生理作用强于致病因素时，机体损伤慢慢消失，与外界环境保持统一，各器官系统活动相互协调，恢复正常生命活动，直至康复。但当机体抗损伤的生理作用弱于致病因素时，机体所受损伤就会越来越重，最终可能导致死亡。

需要注意的是：因为实验动物是生物医学和生物医药研究的材料，处于疾病过程中的实验动物是不适宜做实验研究用的，在疾病过程中得到的实验研究结果是不可靠、不真实的。

### 二、动物疾病发生原因

动物的疾病是在一定条件下由于病因作用于动物机体的结果，任何疾病都有它的病因。

疾病发生的原因可概括为两方面：一是外界环境中各种致病因素对动物机体的作用，称为疾病的外因；二是动物机体本身的特性及其反应适应性等，称为疾病的内因。导致动物机体患病的原因有很多，病因与疾病之间存在一定的因果关系，阐明疾病的原因，对于动物疾病的预防和治疗，具有重要意义。

### （一）疾病发生的外因

外界致病因素按其性质可区分为生物性病因、化学性病因、物理性病因和机械性病因等几类。

1. 生物性病因　包括病原微生物和寄生虫。生物性病因导致的实验动物疾病是当前危害实验动物健康影响动物实验研究结果最常见的疾病，是实验动物工作的大敌，生物性病因也是动物传染病暴发的根源。

2. 化学性病因　包括酸、碱、消毒剂、杀虫剂、有害气体和饲料中含有的有害物质等。

3. 物理性病因　包括高温、低温、电辐射、噪声、光照等。在实验动物环境设施发生故障时容易产生。

4. 机械性病因　指具有一定强度的机械力的作用。如实验人员粗暴操作对动物造成的损伤，或者动物笼具不适对动物造成的伤害等。

5. 其他病因　包括动物的营养状态、饲养管理和应激状态等。所谓应激状态常指各种不同性质的刺激因素（如创伤、饥饿、高温、寒冷、捕捉、运输、噪声、密集饲养等）所引起的一种全身性的、非特异性的反应。如果动物长期或反复处于应激状态中，则会影响生长发育，甚至导致疾病发生。

### （二）疾病发生的内因

疾病发生的内因主要取决于动物机体对致病因素的感受性及对致病因素的防御适应能力（抵抗力）。感受性小，抵抗力强，则机体不易发病，发病时症状也轻；反之，感受性大，抵抗力弱，则机体易发病，发病时症状重。机体对致病因素的感受性和抵抗力主要取决于实验动物的品种、品系、个体、年龄和机体防御适应性的状态等方面。

实验动物不同的品种品系对同一病原的感受性常常是不一样的，如豚鼠不感染兔瘟，家兔不感染犬瘟，大鼠不感染鼠肝炎病毒，C57BL小鼠不易感染鼠痘病毒等。这种现象是由于动物品种品系先天性的免疫状态造成的，是动物长期进化过程中形成的，并通过遗传积累的、相当稳定的一种天然的非特异性的免疫能力。不同的个体由于营养状态、机体抵抗力的不同，对同一致病因素的感受性也不一样。通常营养状态差、抵抗力差的动物对致病因素的感受就敏感些，较易患病。年龄不同，对致病因素的感受性及机体的抵抗力也不同，一般幼龄动物抵抗力较弱，青壮年动物的抵抗力较强，老龄动物的抵抗力则下降，这通常是由于机体神经体液调节能力不同及机体防御屏障状况不同的缘故。但也有例外，如兔瘟病毒专门侵害青壮年兔。

　　动物疾病的发生，既有外因，也有内因。外因是发病的条件，内因是发病的根据。所以，在疾病的防治过程中，必须贯彻预防为主的方针，加强饲养管理，控制环境条件，减少疾病发生。大动物可以通过及时、定期地注射疫苗，提高动物防病抗病的能力。

# 第二节　实验动物常见疾病

　　本节按照实验动物非传染性疾病和传染性疾病进行叙述。

## 一、实验动物非传染性疾病

　　实验动物的非传染性疾病是指那些不是由于微生物和寄生虫引起，而常常因为内外环境的改变引起的一些疾病。如外伤、营养不良、遗传性疾病、退行性疾病等引起的实验动物健康问题。

　　1. 外伤　外伤是动物损伤病症分类之一。一般指由于外力导致动物皮肤、肌肉、筋骨的损伤。实验动物的外伤常因动物间的打斗、撕咬、自残或笼具不适造成。动物一般遵循社会等级制度，当有些动物初次放在一起时，为了争夺首领的位子就会发生争斗，比如小鼠，争夺到首领位子的个体会通过给其他动物剃毛来表现自己的地位，这会对其他动物造成被毛和皮肤的损伤。还有非人灵长类动物在感到烦躁或无聊时会做出自残行为，对自身造成损伤。饲养人员要在日常工作中，仔细观察，防止动物发生争斗，另外给动物提供舒适的笼具和环境以及一些丰富生活的物品，如镜子、玩具等，还可以播放轻音乐减轻动物的烦躁情绪和压力。人在抓取固定动物时也要保证恰当的操作方法，减少对动物造成外伤损害的机会。

　　2. 营养不良　在实验动物饲料中缺少任何一种营养物质都会造成动物的营养不良，表现为动物被毛和皮肤的异常、生长发育缓慢、骨骼畸形、繁殖能力下降等。营养不良时，动物对外界环境的抵抗力下降，动物易患病。但一般实验动物生产和使用单位都会购买符合各种实验动物营养需要的标准化饲料提供给动物，所以，营养不良现象较少发生。在群体饲养实验动物时，动物首领有阻止弱者吃食的行为，造成个别动物因吃不到食物而营养不良。

　　3. 肿瘤　肿瘤是由于机体细胞失去正常调控，发生异常增殖而形成。多种实验动物在生命过程中都会有良性或恶性肿瘤发生，甚至一些近交系动物肿瘤的自然发生率相当高，比如 C3H/He 近交系小鼠乳腺癌发生率在 7~8 月龄繁殖雌鼠中高达 97%。

　　4. 退行性疾病　由于动物年龄增大而发生的一系列不可避免的疾病。如肿瘤、关节炎、失明等。一般做动物实验研究用的动物多为青年动物，所以很少看到退行性疾病，但是在进行长期毒性实验或研究中老年病时，实验动物在长期生存期间会发生这类疾病。老年动物的免疫能力下降，也更容易感染其他疾病。

5. **遗传性疾病**　亲代通过基因遗传给后代的疾病。近交系动物更易患此类疾病。遗传性异常的现象可以发生在动物生命的不同时期，研究者通常可利用动物发生的遗传性异常现象筛选具有特殊遗传性状的动物进行研究，经育种繁殖形成动物自发性疾病模型，这是很有意义的。如高血压大鼠（SHR）就是从正常大鼠中血压高的动物中选择培育而成的，SHR大鼠的高血压发生率达到100%，并且和人类的自发性高血压有很多相似之处，是进行高血压的发病机制、预防、治疗和诊断等诸多方面研究的重要动物模型。

## 二、实验动物传染性疾病

在实验动物的体表、体内及饲养环境中存在着种类繁多的微生物和寄生虫。这些微生物和寄生虫对实验动物可以是致病的、条件致病的和非致病性的病原体，有的还是人兽共患的病原体。对实验动物携带的微生物和寄生虫实行控制是实验动物质量的重要保证，是实验动物质量标准化控制的重要内容，是保证动物实验研究准确性、真实性的重要环节，同时与实验动物工作人员自身的健康密切相关。

由于实验动物在生产繁殖期和试验研究期通常都被集中饲养，且密度较大，所以，实验动物如发生传染性疾病对实验动物生长发育、繁殖和实验研究将造成重大损失。因此，预防实验动物的传染性疾病是实验动物工作人员的重要工作任务。

### （一）动物传染病基本概念

病原体侵入动物机体，在一定部位定居、生长繁殖，引起动物机体产生一系列病理反应的过程称为传染，或称感染。病原体侵入动物机体后，不但引起机体发生免疫应答，而且通过病原体本身的作用或机体的变态反应，导致组织损伤，引起病理改变和临床表现，就发生了传染病，又称显性感染。如果侵入的病原体定居在动物机体的某一部位，只进行一定程度的生长繁殖，动物不表现任何症状，这种状态称隐性感染。病原体侵入动物机体后与动物机体保持平衡状态，称为带菌（毒）现象。

动物传染病有如下特点：①每种传染病都有其特异的病原体，如小鼠肝炎的病原体是小鼠肝炎病毒；兔病毒性出血症的病原体是兔流行性出血热病毒等。②有传染性和流行性，从患传染病的动物体内排出的病原体，侵入另一个有易感性的健康动物体内，能引起同样症状。当条件适宜时，在一定时间内，实验动物设施内的易感动物群中可能有许多动物被感染，致使传染病传播，形成流行。③被感染的动物机体发生特异性反应，在传染发展过程中，由于病原体的抗原刺激作用，动物机体发生免疫生物学的改变，产生特异性抗体和变态反应等。这种改变可以用血清学方法等特异性反应检查出来。④有免疫性动物耐过传染病后，大多数情况下均能产生特异性免疫，使机体在一定时间内或终身对该传染病不再有易感性。⑤具有特征性的临床症状大多数动物传染病都具有该种疾病特征性的综合症状和一定的潜伏期和病程经过。

传染病的流行有3个环节：①传染源（或称传染来源）：是指某种传染病的病原体在其

中寄居、生长、繁殖，并能排出体外的动物机体。传染源可以是患病动物也可是动物病原体携带者，还可以是患人兽共患病的人体。②传播途径：是指病原体从传染源排出后侵入另一易感动物所经过的途径。传播途径分为两类，即水平传播和垂直传播。水平传播又分为直接接触传播、间接接触传播、非生物习性传播媒传播和生物性媒介传播；垂直传播分为经胎盘传播、经卵传播和经产道传播。切断传播途径可防止传染病的发生，这是控制实验动物传染病的重要环节。如屏障实验动物设施对进入的空气进行初、中、高效过滤就是为了切断通过空气中病原体的间接传播途径；对动物饲料、垫料、饮水的消毒灭菌是为了切断病原体的间接传播途径。③动物的易感性：是动物对某种传染病容易感染的程度。动物的易感性决定于动物中每个动物的免疫程度。主要由动物机体的遗传特征、特异性免疫状态等决定。

　　针对实验动物传染病的这些特点，在实验动物的饲养和实验的各个环节，都要严格控制各种侵害实验动物的病原微生物和寄生虫，保证实验动物群体不受传染病的危害。

### （二）实验动物常见人兽共患传染病

　　1.　流行性出血热　是由汉坦病毒引起的一种人兽共患传染病。该病毒感染的实验动物主要有小鼠、大鼠、家兔、猫等，对实验动物常为隐性感染，无症状。但人被感染即可引发疾病，主要临床症状表现为高热、头痛、皮肤黏膜出血点、肾功能受损和循环衰竭等，严重时可导致人类死亡。作为严重危害人类的人兽共患病，必须引起高度重视。

　　2.　淋巴细胞性脉络丛脑膜炎　是由淋巴细胞脑膜炎病毒引起的一种病毒性传染病及人兽共患病。小鼠、大鼠、豚鼠、犬、家兔、猴等均对此病易感。实验动物患病后大多不表现出明显临床症状，少数出现被毛粗乱、结膜炎、消瘦、生长缓慢，肢体痉挛性收缩等。人感染发病主要呈流感样症状和脑脊髓炎症状。此病影响实验动物的免疫系统，抑制体液免疫和细胞免疫应答，常可污染接种肿瘤，促进或抑制肿瘤的生长。

　　3.　狂犬病　又称恐水症，俗称疯狗病，是由狂犬病病毒引起的人和所有温血动物共患的一种急性直接接触性传染病。人及所有温血动物，包括鸟类均可感。在野生动物中流行。实验用动物犬、猫、猪、猴、鸡、蝙蝠等均可感染此病。本病潜伏期长短不一，犬发病的主要症状为先狂暴后麻痹，最终因全身麻痹而死亡。人感染狂犬病的死亡率100%。普通级实验用犬定期接种狂犬病疫苗可有效防疫此病。

　　4.　猴B病毒感染　是由猴B病毒（又称疱疹病毒）引起的人和猴共患的一种传染病。猴是B病毒的自然宿主，感染率可达10%～60%，猴感染B病毒多呈良性经过，症状仅表现为口腔黏膜出血疱疹和溃疡。B病毒主要经性交、咬伤或带毒唾液通过损伤皮肤黏膜直接传播，也可通过污染物间接传播。人感染此病则发生脑炎或脑脊髓炎等全身症状，多数死亡，少数幸存者也会留下严重后遗症。实验研究最好购买无B病毒感染的标准化猴。在饲养过程中要防止猴群互相咬伤，最好单笼饲养。与猴接触的管理人员和实验人员要重视自身防护，一旦被猴抓伤或咬伤要立即用肥皂水洗净伤口，再用碘酒消毒，并隔离观察 3 周，出现临床症状，及时对症治疗。

5. 沙门菌病　又名副伤寒，是由沙门属细菌引起的疾病的总称。许多种类实验动物均可感染沙门菌，在实验动物中最常见的是鼠伤寒和肠炎沙门菌，动物可交叉感染，或同时感染两种菌。沙门菌病是人兽共患病之一，本病遍布世界各地，给实验动物的繁殖和幼龄实验动物健康带来严重危害。动物急性型发病多呈暴发性流行，发病急，死亡快，多无前驱症状，在 4～5 天内大批死亡；亚急性型的患病动物表现行动呆滞、蜷缩一隅、被毛蓬松、食欲不振、结膜炎、腹泻、颤抖等症状。哺乳期小鼠死亡率可达 70% 左右，常以下痢为主要症状。沙门菌主要为动物致病菌，但也可通过污染食品或水源等途径感染人类，成为人类的条件致病菌，如鼠伤寒沙门菌、肠炎沙门菌、猪霍乱沙门菌等。人常呈现胃肠型感染，表现为腹痛、腹泻及发热。大便多呈水样，每日 3～4 次或 20～30 次不等，粪便中偶含有黏液或呈脓血便。中等发热，可伴有畏寒。健康的成年人，症状持续 2～5 天后可恢复，而年老体弱者则持续较长时间。呕吐、腹泻严重者，则可发生严重脱水。

6. 结核分枝杆菌感染结核分枝杆菌对猴、犬、豚鼠、家兔和猫等都易感，以猴的发病率最高　该病由结核分枝杆菌引起。患病动物常常咳嗽、消瘦，后期出现呼吸困难，听诊有啰音，体温升高不明显，X 线透视可见明显的结核阴影，皮肤产生结核结节，淋巴结、骨、肾等器官常被累及形成器官结核。结核病是一种慢性传染病，对动物机体的危害较大，对实验研究不可避免的会产生影响，实验过程中应注意人与动物之间的交叉感染。对工作人员要定期进行健康检查，带菌者需及时调离动物饲养岗位。

7. 弓形虫病主要是由刚地弓形虫引起的一种世界范围内分布的人兽共患原虫病。本病传染源主要是患病动物和带虫动物。实验动物中以小鼠和地鼠最为敏感，豚鼠和兔也可人工感染。刚地弓形虫的终末宿主是猫，中间宿主包括人、小鼠、大鼠、豚鼠、地鼠、犬和其他家畜、灵长类动物等。弓形虫感染后通常没有明显的临床症状，患病主要特征是引起动物流产、死胎和胎儿畸形。人感染弓形虫后对优生优育的危害最为突出。

我国的人兽共患病约有 130 多种。涉及常用实验动物的有十几种。由于其对动物和人类产生双重危害，对实验研究也产生严重影响，因此，人兽共患病是实验动物技术人员需要密切关注的问题。

### （三）实验动物常见传染病

按照实验动物病毒性、细菌性和寄生虫性传染病分别列表 9-1、表 9-2 或表 9-3。

表 9-1　实验动物主要病毒

| 病毒名称 | 易感动物 | 疾病表现及危害 |
| --- | --- | --- |
| 鼠痘病毒 | 小鼠 | 全身感染，死亡率高，传播快，慢性可见头脸肿胀，四肢、尾部坏死 |
| 汉坦病毒 | 小鼠、大鼠、兔 | 隐性感染，流行性出血热主要病原体 |
| 多瘤病毒 | 小鼠 | 隐性感染，新生鼠可引起肿瘤 |
| 小鼠肝炎病毒 | 小鼠 | 显性或隐性感染，可出现脑症状，肝炎或新生鼠腹泻，裸鼠发病明显 |
| 呼肠孤病毒 | 小鼠、豚鼠、地鼠 | 隐性感染，幼鼠脂肪性下痢 |
| 轮状病毒 | 小鼠、大鼠、兔、乳鼠 | 腹泻，影响发育 |
| 小鼠肺炎病毒 | 小鼠、豚鼠、地鼠 | 隐性感染，遇应激可引起肺炎 |
| 乳酸脱氢酶病毒 | 小鼠 | 隐性感染，血中乳酸脱氢酶升高 |
| 脑脊髓炎病毒 | 小鼠、大鼠 | 隐性或显性感染，引起神经症状，肢体麻痹，瘫痪 |
| 小鼠细小病毒 | 小鼠 | 隐性感染，可垂直传播 |
| 小鼠腺病毒 | 小鼠 | 隐性感染或肠道感染，裸鼠敏感 |
| 仙台病毒 | 小鼠、大鼠、豚鼠、地鼠 | 小鼠肺炎并影响繁殖，其他动物隐性感染 |
| 大鼠细小病毒 | 大鼠 | 隐性感染，影响繁殖，可垂直传播 |
| 大鼠冠状病毒 | 大鼠 | 隐性或显性感染，（肺炎、涎泪腺炎） |
| 兔出血症病毒 | 兔 | 急性烈性传染病，青壮年易感，死亡率高，脏器广泛出血 |
| 狂犬病毒 | 犬、猫、猴、猪 | 急性致死性传染病 |
| 犬细小病毒 | 犬 | 急性出血性肠炎死亡率高，幼犬有发心肌炎，短时期死亡 |
| 犬瘟热病毒 | 犬 | 急性传染病，高热（双相热型）全身感染，传播快，死亡率高 |
| 犬肝炎病毒 | 犬 | 急性败血症传染病，幼犬多发 |
| 猴疱疹病毒（B 病毒） | 猴 | 口腔疱疹溃疡，人感染发生脑炎 |

表 9-2　实验动物主要细菌

| 细菌名称 | 易感动物 | 疾病表现及危害 |
| --- | --- | --- |
| 沙门菌 | 小鼠、大鼠、仓鼠、豚鼠、犬、猴 | 腹泻，淋巴结炎，败血症，肝脾坏死 |
| 鼠棒状杆菌 | 小鼠、大鼠 | 肝，肾，肺脓肿，多发性溃疡 |
| 泰泽菌 | 小鼠、大鼠、地鼠、豚鼠、兔 | 腹泻，肠壁充血，肝、心灶性坏死 |
| 嗜肺巴斯德杆菌 | 小鼠、大鼠、地鼠、豚鼠、兔 | 混合感染时引起尿道，生殖道感染 |
| 多杀巴斯德杆菌 | 小鼠、地鼠、豚鼠、兔 | 鼻炎，肺炎，中耳炎甚至出血性败血症 |
| 肺炎克雷伯杆菌 | 小鼠、大鼠 | 肺炎 |

续　表

| 细菌名称 | 易感动物 | 疾病表现及危害 |
|---|---|---|
| 金黄色葡萄球菌 | 小鼠、大鼠、豚鼠、地鼠、兔 | 局部化脓感染甚至全身感染败血症 |
| 绿脓杆菌 | 小鼠、大鼠、豚鼠、地鼠、兔 | 隐性感染 |
| 布鲁杆菌 | 犬、猴、猪 | 关节炎肝脾肿大造成动物不育 |
| 志贺菌 | 猴 | 痢疾 |
| 结核分枝杆菌 | 犬、豚鼠、兔、猴 | 结核病 |
| 皮肤病原真菌 | 大鼠、小鼠、地鼠、豚鼠、犬、猴 | 瘙痒皮屑 |
| 钩端螺旋体 | 犬、猪 | 出血性黄疸，高热，流产，皮肤坏死水肿 |
| 支原体 | 小鼠、大鼠 | 感染呼吸道和生殖道，大鼠可并发中耳炎 |

**表 9-3　实验动物主要寄生虫**

| 寄生虫名称 | 易感动物 | 疾病表现及危害 |
|---|---|---|
| 弓形虫 | 小鼠、大鼠、地鼠、豚鼠、兔、犬、猴 | 隐性感染或出现局灶性坏死，流产死胎 |
| 球虫 | 兔、地鼠 | 幼龄动物易感腹泻黄疸消瘦 |
| 卡氏肺孢子菌 | 小鼠、大鼠、兔 | 隐性感染或发热干咳呼吸困难肺炎 |
| 兔脑胞内原虫 | 兔、小鼠、大鼠、豚鼠 | 隐性感染或免疫抑制或射线照射发病 |
| 蠕虫 | 小鼠、大鼠、地鼠、豚鼠、兔、犬、猴 | 消瘦呕吐腹泻慢性贫血肠炎或隐性感染 |
| 体外寄生虫 | 小鼠、大鼠、地鼠、豚鼠、兔、犬、猴 | 瘙痒脱毛皮炎消瘦动物骚动不安 |

## 第三节　实验动物疾病诊断技术

疾病诊断就是对动物所患疾病的本质的判断，也就是诊察、认识、判断和鉴别疾病，并掌握其发生和发展规律。诊断就是通过了解病史、一般检查以及各项特殊检查，对疾病的病因、病情、病性、病位等方面的观察和了解，从而确定发病的原因、疾病的性质和程度，推断该病的发展和预后，并制定治疗原则和方法。诊断是防治的基础，有了正确的诊断，才能制定合理、有效的防治措施。

### 一、诊断检查的基本方法

临床上常用问诊、视诊、触诊、叩诊、听诊和闻诊等 6 种基本检查方法进行检查，搜集有关结果。在诊断时要注意动物机体各部分的相互关系及其与外界的联系，并把用各种检查方法所获取的结果联系起来，综合分析判断，才能做出正确的诊断。

1. 问诊　问诊就是向饲养管理人员询问了解动物疾病发生的时间、地点、主要的疾病表现，动物发病的数量规模，邻近动物饲养室有无发病情况，动物室环境条件的变化，近期动物有无运输、转移等情况，并问询饲养人员所估计的致病原因。尽可能多地了解患病动物的有关信息。

2. 视诊　视诊就是通过肉眼或借助器械观察患病动物的病理表现和可视器官组织的变化。视诊着重观察动物的体型、精神状态、被毛、运动、姿势和可视黏膜（如眼结膜、口腔黏膜和鼻腔黏膜等）有无异常变化。

3. 触诊　触诊就是用手或借助仪器（如体温表、食管探子等）触知患病动物有关器官的敏感性、体温、皮肤温度、脉搏和局部硬肿等。

4. 叩诊　叩诊就是敲打患病动物的体表，由于被敲打部位内容物性质的不同，所发出的音响也不一样。因此可根据发出的音响性质，推断体内的病理变化。叩诊又分为手指叩诊、槌指叩诊、指板叩诊和槌板叩诊 4 种。叩诊所发出的音响，及叩诊音，可分为清音、浊音、鼓音、非鼓音、高音及低音等。叩诊对实验动物中的小型啮齿类动物无效，主要用于犬、猴、猪等大型实验动物的疾病诊断。

5. 听诊　听诊就是从患病动物体表听取或其体内器官活动所发出的音响，根据音响的性质和高低来诊断内部器官的病理变化。临床常用来诊断肺脏、胃肠和心脏等疾病。听诊分直接听诊和间接听诊，间接听诊是使用听诊器进行听诊。听诊时一定要安静。

6. 闻诊　闻诊就是用鼻嗅闻患病动物发出的特殊气味。

## 二、一般检查

通过一般检查可以了解患病动物的基本症状，可以从实验动物群中查出患病动物，逐步缩小诊断范围，确定下一步的诊断方法。一般检查包括检查动物群容态、被毛、皮肤、结膜、淋巴结，以及体温测定、心跳呼吸频率等。

1. 动物群的检查　用视诊（指用眼睛直接观察患病动物的状态和病变）的方法观察动物群，从而查出已患病或疑似患病的动物。凡有患病症状表现的动物，应立即隔离详细检查。

2. 外观检查　主要检查精神状态、营养状态及姿势等，健康动物两眼有神，行动灵敏协调，对外界刺激反应敏捷。在有病情况下，常表现精神沉郁、伏地闭眼、反应迟钝、离群独处等；也有的表现精神亢奋、骚动不安，甚至狂奔乱跑等。营养状况检查可用视诊、触诊进行检查，主要根据动物肌肉、皮下脂肪及被毛光泽等判定。各种动物都有它特有的姿势，动物一旦出现异常姿势，就可能患有某种疾病。

3. 被毛和皮肤检查　动物的被毛和禽类的羽毛状态是动物健康与否的标志之一。健康动物被毛光滑、富有光泽、不易脱落（换毛季节除外）。患病时，被毛逆立蓬松，失去光泽，患有疥癣及湿疹时，被毛容易脱落，并出现鳞屑或痂皮覆盖皮肤。

皮肤检查要注意皮温、湿度、气味、颜色、弹性、肿胀和皮肤损伤等。如犬、猪的鼻镜干燥表示已发生疾病等。

4. 黏膜检查　主要检查黏膜的颜色变化，并由此推断全身血液循环的状态及血液成分的变化。一般检查以咽黏膜、口腔黏膜及舌为主。观察黏膜苍白、红色、黄色、发绀及结膜肿胀等。

5. 浅表淋巴结检查　检查淋巴结主要采取视诊和触诊，必要时可施用穿刺法。判断淋巴结的大小、形状、硬度、敏感性和移动性等。急性炎症时淋巴结肿胀，有热感；慢性炎症淋巴结常变硬；淋巴结化脓时，触诊柔软，有波动，破溃后可流出脓液。

6. 体温检查　动物体温变化是机体对病原刺激的应答反应，体温反常是患病动物身体机构被扰乱的一种重要症状。

用手触摸动物耳根部可感受动物的体温是否正常，但受气候和检查人员自身体温变化的影响，结果不很准确。准确的测量方法是使用体温计测量，测量前将体温计的水银柱甩至35℃以下，用酒精棉球擦拭消毒，必要时涂以凡士林、油脂等，慢慢地斜插入动物肛门内，保留3~5分钟后取出察看度数。

各种正常动物的体温都保持在一定范围内，叫正常体温，也叫生理体温。常用实验动物的正常体温如下：

小鼠38.0℃（37.2~38.8℃）；　　　大鼠38.2℃（37.8~38.7℃）；

豚鼠38.5℃（38.2~38.9℃）；　　　家兔39.0℃（38.5~39.5℃）；

犬38.5℃（37.5~39.0℃）；　　　　猴38.5℃（37.0~40.0℃）；

猪39.0℃（38.5~40.0℃）；　　　　鸡42.0℃（41.0~42.5℃）；

羊39.0℃（38.5~40.5℃）；　　　　地鼠37.0℃（36.0~38.0℃）；

雌鼠直肠温度比颊囊低1~2℃。

体温的病理变化有升高和降低两种。体温高于正常范围称发热，多见于传染病和某些炎症过程中，体温降低多见于大出血，循环衰竭及中毒，体温急剧下降的，是接近死亡的象征。

### 三、系统检查

1. 心血管系统检查　包括心搏动检查，看其是增强、减弱或移位；心脏听诊检查，检查其是心音增强、减弱、心律不齐、心杂音等；脉搏检查，用触诊方法，通常将中指或示指放在患病动物动脉上，感受动脉脉搏，以了解心脏活动及血液循环状态，可作为判断疾病预后的一项参考。

2. 呼吸系统检查　包括动物呼吸动作检查，看其呼吸数、呼吸型、呼吸节律和呼吸是否困难等；上呼吸道检查，看有无鼻涕，鼻涕的性状和混合物；咳嗽检查，看其是干咳、湿咳或痛咳；胸肺部叩诊和胸肺部听诊检查。

3. 消化系统检查　包括采食和饮水、食欲、吞咽、呕吐检查；口腔、咽部及食管检查；腹部及胃肠检查、排粪及粪便检查。

4. 泌尿生殖系统检查　包括外部触诊检查肾脏；尿液检查，检查尿液的气味、颜色、血尿等；膀胱和尿道检查；排尿状态检查；外生殖器检查等。

5. **神经系统检查** 包括中枢神经系统功能检查，功能紊乱在临床表现为抑制和兴奋两种形式；皮肤感觉检查，临床主要检查痛觉；运动功能检查，看有否运动失调、痉挛、瘫痪和不自主运动等。

### 四、实验室诊断

包括血液学检测：血细胞、血红蛋白、白细胞、血小板、淋巴细胞及分类等；尿液检测：尿量、气味、外观、比重、酸碱度、尿蛋白等；粪便检测：排便量、颜色形状、粪便隐血及粪便中寄生虫和细菌学检测；血清生化指标检测；细菌病毒寄生虫的检测等。

在必要情况下还可采用仪器设备检查。如心电图、X 线、B 超检查等。

### 五、诊断程序和病历书写

按照一定的程序，系统地有计划地进行临床检查，才能完整、系统地搜集各方面的资料，做到正确诊断动物疾病。一般临床检查程序为：登记问诊、患病动物的一般检查和系统检查，记录病历。

病历就是记载患病动物一切材料的文件，包括患病动物的登记号、病史、临床检查、化验检查和特殊检查，诊断、治疗方法，诊断病名，在治疗过程中的发展情况以及转归等。

病历记载不仅对疾病的诊断和治疗有重要价值，而且对总结经验、积累资料，指导临床实践有积极的意义。因此，病历记载要尽可能详细，同时附上该病例的所有附件（如化验单结果、心电图结果等），并妥善加以保存。

作为实验动物，在发现疾病后，诊断和治疗实际上对于以后的实验研究几乎都是没有意义的，患病动物即使最后痊愈也丧失了实验研究使用的价值。但是，作为兽医师和实验动物技术人员在动物发病后要能够进行及时的诊断，判断疾病的性质，找出造成实验动物发病的病因是很有意义的，它为今后实验动物疾病的预防控制，保证实验动物的健康提供和积累了宝贵的经验和资料。

## 第四节 实验动物卫生防疫

众所周知，疫苗接种和药物治疗是实验动物疫病控制的主要措施，但实验动物由于本身固有的特点和要求，除大体型实验动物如犬、猴、猪等外，其他实验动物很少采用或不能采用疫苗接种和药物治疗。因为应用动物疫苗或化学药物治疗常会干扰科学实验的结果，如使用抗生素或磺胺类药物可使实验动物肝、胆、肾等脏器产生毒性损害，这样就会影响实验结果的可信度；经过治疗或免疫的实验动物，虽然外表看着健康，但仍可能带菌或带毒，成为潜在的传染源；另外对小型啮齿类动物进行免疫和疾病诊断治疗本身也是不切实际的。

具体的防疫措施包括：

1. 自繁自养实验动物使用，加强生产繁殖工作中对疾病的控制，保证实验动物的质量。

2. 需购买实验动物时，从可靠的单位引进或购买，严格检疫，杜绝从疫区引进购买实验动物。

3. 大型、中型可以进行免疫接种的实验动物，要按时定期进行免疫接种，提高动物特异性防病、抗病能力。

4. 各种实验动物要分别饲养，以防动物间的交叉感染，饲养动物的环境设施内严禁无关人员进出。

5. 坚持日常卫生消毒制度，减少和控制环境中各种微生物、寄生虫的增殖和入侵。

6. 饲料、垫料及动物室需用的物品仓库要保持干燥、通风、无虫害、无野鼠。

7. 消毒灭菌设备要保证维护完好，消毒灭菌效果要确实，保证所有物品消毒灭菌的效果。

8. 提高实验动物饲养人员和动物实验人员的无菌观念，严格按照实验动物管理操作的规章制度和 SOP 进行操作管理。

9. 定期对相关人员进行体检，发现人兽共患病者，及时调离或改换工作。

10. 做好实验动物设施设备的维护保养，保证各类实验动物设施的正常有效运行。

11. 发现患有疫病或疑似疫病的动物，都要及时上报。根据情况迅速采取应对措施，并按照国家有关规定上报动物防疫部门，"预防为主"是实验动物防疫工作的基本方针，对于实验动物饲养和动物实验研究过程中产生的动物疾病，首要的是防止其发生和流行。做好实验动物疾病的预防工作，是保证实验动物生产繁殖及动物实验研究的重要保证。反之，等疫病流行后再去扑灭、控制，则代价惨重。所以控制实验动物传染性疾病主要以预防为主，掌握和了解动物传染病流行的 3 个基本环节，隔绝和消灭传染源、切断传播途径，加强饲养卫生管理，提高实验动物抵抗力。对一些常见常发的实验动物重要的疫病有充分的认识和了解，强化防疫意识，防患于未然。

**延伸阅读：**

P. Timothy Lawson. Laboratory Animal Technician Training Manual，American Association for Laboratory Animal Science，2004

# 第五篇
## 生物安全

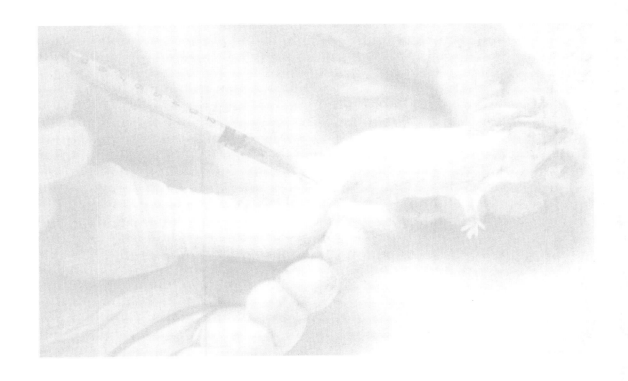

# 第十章　实验动物和动物实验的生物安全

生命科学的许多研究领域都依赖于动物实验，而动物实验中存在着生物安全的危险，这种危险来自于动物饲养、动物实验操作和运输等各个环节。从事动物实验的工作人员应充分认识动物实验生物安全防护的重要性。通过本章内容的学习，希望能提高中级专业技术人员对动物实验过程中可能产生生物危害的环节识别和处理能力，在实际工作中采取有效的管理和监督措施，减少或尽可能避免生物安全事故的发生。

## 第一节　实验动物生物安全基本概念

实验动物生物安全是指对实验动物可能产生的潜在风险或现实危害的防范和控制。

实验动物为人类健康和社会进步做出了巨大贡献，然而由于实验动物多来源于野生动物，通过定向培育形成不同的品种、品系，它们有各自不同的易感病原。另外，由于实验动物常采取群体饲养，因此容易造成疾病的暴发和流行。有的可引起动物发病，使实验中断，造成人力、物力和时间的极大浪费。有的在动物体内呈隐性感染，可影响动物自身的稳定性和反应性，使实验结果受到干扰，导致错误的实验结论。有的病原宿主广泛，属人兽共患病，在引起动物发病的同时使实验人员、饲养人员等技术人员和周围人群的感染及外环境的污染。如果微生物污染了生物制剂、细胞株以及种子动物等，还有可能将污染扩散到其他地区或国家。野生动物的实验动物标准化工作存在着将野生动物携带的已知或未知病原引入到实验动物饲养场所、引发人类新疾病的潜在危险，现已证实新出现的人类病毒如人流感病毒、新亚型汉坦病毒、拉沙热病毒、埃博拉病毒、艾滋病毒等都来源于野生动物，说明尽管大多数传染因子都具有相当程度的种属特异性，但它也可能改变毒力、冲破种间屏障，因此必须把所有动物都看成潜在的传染病原。

实验动物生物安全问题已引起国内外高度重视。2001 年我国实施新版《实验动物国家标准》，其中规定：实验用大小鼠的等级提高到 SPF 级。2004 年《北京市实验动物管理条例》修改和增加了实验动物生物安全方面内容，生物安全已成为实验动物研究中不容忽视的重要因素。

## 第二节　动物实验工作中的潜在危害

风险和危害可能存在于生产和使用实验动物中的各个环节：实验动物的引种、保种、繁育、运输、进出口、使用实验动物（包括感染和非感染实验动物）进行动物实验、从事科研活动等过程中实验动物都有可能造成各种危害。其实，实验室生物安全事件造成的实验人员得病、死亡只是少数。而发生在实验过程中，涉及化学品、药品、试剂、辐射、热、电、水、病原微生物、实验材料以及实验动物等造成的潜在或一般性事件，很容易被忽略。

### 一、对实验操作者的危害

1. 人畜共患病动物实验设施的使用者和管理者，除了要经常防患病原体对实验动物的污染外，还必须明确人类在实验室中也有较高的感染风险。在不合格的动物饲养设施和管理制度不完善的条件下繁殖生产的实验动物及野生动物常会感染各种人畜共患病。这些疾病常以隐性感染的形式存在于动物体内，不表现有任何临床体征和症状，因此容易被忽略而造成感染。如实验大鼠易感染流行性出血热病毒，感染后一般不出现任何症状，外表仍健康正常，但在其肺、脾和肾内可检出大量特异性抗原并长期持续存在。感染的动物由呼吸道分泌物、唾液、尿和粪长期排毒，所产生的气溶胶成为主要的传染源，造成实验人员的感染。因此实验动物必须排除人畜共患病。这是对实验动物质量的最基本要求。使用合格的标准化实验动物能最大限度地控制人畜共患病原体的传播，可有效避免人畜共患病的发生。

2. 实验用病原体利用有害性微生物进行各类动物感染实验时，从接种病原体到实验结束的整个过程中都存在实验性病原体扩散和感染的危险。病原体在动物体内经过繁殖后，对人体的致病性有时会得到增强。因此，要在动物实验的各个环节对实验性病原体可能造成的危害进行防范。动物实验过程中，工作人员通过黏膜接触、吸入、食入、意外创伤、接触感染动物、处理传染物等多种途径感染病原微生物，引发严重的实验室感染性疾病。因此，感染性疾病动物实验应根据所研究病原微生物的危险度等级在相应级别的生物安全防护动物实验室内进行。

在动物实验过程中发生感染的主要途径有以下几种：

（1）经呼吸道感染：大多数实验室获得性感染都是由吸入感染性气溶胶引起的。动物实验室是一种特殊的人工控制的独特工作环境系统，动物实验期间动物呼吸、排泄、抓、咬、挣扎、逃逸、感染动物的粪、尿、唾液等分泌物、排泄物中常含有大量的病原体，所形成的气溶胶常成为主要传染源。在动物实验室内更换垫料、感染实验时所用的感染接种液和解剖感染动物时的血液、体液的飞溅，都有可能产生感染性气溶胶。

（2）经口感染：在动物房和实验室内吸烟、饮食，或用被感染的手接触嘴唇等行为，均可能吞入病原体造成感染。未遵守相关的操作要求，违反实验室操作规定，是导致这类感染的主要原因。

（3）创伤及黏膜接触感染：由于操作不慎被注射器刺伤、解剖动物时被手术器械划伤、捕捉和固定动物时被动物抓伤、咬伤后发生感染。

（4）经昆虫媒介感染：设施缺陷和管理疏漏等因素，导致蚊、蝇、螨等昆虫入侵或滋生，尤其是蟑螂。通常这些昆虫携入外界的病原体污染实验室，或成为实验室内病原体的传播媒介，由此危害到实验动物工作人员。

3. 实验用动物的危害　使用不合格的动物，或被感染的动物，常常会引入各种人畜共患病和动物烈性传染病，从而在繁育和实验中通过各种途经感染工作人员和其他动物，如猴疱疹病毒、鼠出血热病毒等。它们自身携带这些病原体但不发病，而人被感染后如得不到及时治疗会引起生命危险。在使用野生动物的实验研究中，一些动物携带有对其自身不致病，但对人类却有致命危害的病原微生物，如来源于灵长类和啮齿类动物的埃博拉（Ebola）、马尔堡（Marburg）等病毒，由于人类对这些微生物了解不多，故缺乏有效的防范手段，容易导致严重的感染事故。

## 二、基因工程动物的潜在生物危害

克隆和转基因动物在医学生物学研究方面具有广阔的应用前景，但同时也存在许多安全性问题。如转基因动物的器官移植可能增加人畜共患病的传播机会，具有某些优势性状的转基因动物释放到自然界，会对生态平衡和生物多样性造成影响。转基因动物的生理、行为、代谢、对理化和生物因子的耐受力等方面的新特性，以及转基因动物所应用的基因重组技术，都可能产生一些超过人类防范能力的危害因素。对这些因素的增殖一旦失控，就可能带来严重后果。克隆动物的出现，使转基因动物的个体增殖可通过无性繁殖体系实现，因而携带危害基因的个体可能大量快速增加，构成对人类的危害，同时可能破坏已形成的生态和遗传平衡。

## 三、对动物实验设施、设备及周边环境的危害

动物实验设施设备是医学生物学和其他相关学科实验研究的必须材料，没有与实验动物质量要求相匹配的设备设施条件，病原微生物的感染和污染就会被扩散。对设施设备的维护和使用不当，也是导致生物危害因素泄漏扩散的重要原因。

## 四、实验操作过程中的物理、化学、放射等危害

玻璃器皿、注射器、手术刀的创伤而被感染等。化学药品、毒品的误用都能造成损伤。放射性物质有放射性标记物、放射性标准溶液等造成的放射性污染。

## 五、运输过程中的潜在生物危害

由于购买和运输实验动物的人员对生物危害缺乏认识，自我保护意识差，如人与动物

在同车内混装混运，包括司机在内，极易受到致病微生物的感染。

## 第三节　实验动物与动物实验中潜在危害的预防与控制

### 一、一般原则

1. 实验动物饲养和使用要遵守国家相关法律和规定。

2. 明确使用实验动物的理由和目的。

3. 明确实验所使用动物的种类和数量，动物的数量应满足统计学的要求。

4. 完善操作规程，避免或减轻因实验对动物造成的不适和痛苦。包括使用适当的镇静、镇痛或麻醉方法；禁止不必要的重复操作。

5. 严格按程序处理实验后的动物，包括麻醉、镇痛、实验后的护理和安乐死。

6. 实验过程中要求保证实验动物的良好生活条件，包括饲养环境、符合需求的饲料及细心的护理等。

7. 研究人员和实验动物操作人员应接受实验动物的基本知识和操作技能等方面的培训。

8. 使用过程中要求保证周围环境和实验人员的安全。

### 二、使用标准、合格的实验动物

标准的、合格的实验动物在质量上实行了较严格的控制，基本消除了人畜共患病在动物饲养室内的扩散和传播。因此，使用标准、合格的实验动物是对生物危害源头的遏制。实验动物生产，包括实验动物的引种、保种、繁育、运输、进出口等过程都要定期按照法律、法规的要求进行微生物指标监测。实验动物种子要来源于国家实验动物保种中心，遗传背景清楚，质量符合国家标准。实验动物保种和繁育必须由国家或行业主管部门认可的单位进行。运输实验动物时所使用的转运工具和笼器具，应当符合所运实验动物的微生物和环境质量控制标准。不同品种、品系、性别和等级的实验动物，不得在同一笼盒内混合装运。为防止动物因离开动物设施送往实验室的途中暴露，应使用设有滤网的运送箱或有空气过滤帽的笼盒。动物隔离检疫是确保源头控制最有效方法。为了确保实验动物健康，必须进行隔离检疫。检疫项目根据相关实验动物微生物检查要求进行。具体检疫时间应遵照我国动植物检验检疫法的规定执行。实验动物应有质量合格证书，最新健康检测报告，检查运输的包装、注意运输途中是否被病原微生物污染。

### 三、动物实验过程中的行为规范

1. 个人卫生和防护措施

（1）洗手：洗手是实验动物相关工作人员必须执行的卫生措施，也是防止职业性疾病的最重要措施。基本要求是：每次接触培养物和实验动物后或离开实验室或动物室之前都要彻底洗手。

（2）戴手套：在对感染动物进行饲喂、供水、捕捉或搬动等操作时以及皮肤不可避免地要接触感染性材料的情况下，均需戴手套，养成不以双手接触面、鼻、眼或口部的习惯，以免黏膜发生感染。

（3）戴口罩：气溶胶的存在是难以避免的，因而进入动物室的人员都必须戴口罩，以减少接触变应原或可能有感染性的气溶胶。

（4）穿防护衣：穿着与所从事实验相匹配的防护服，有助于保护个人的服装不落上气溶胶微粒，或者直接接触被污染的表面和材料所引起的污染。这类工作服能大大减少因为感染性材料的意外溅洒所造成的污染（图10-1）。

（5）禁止在工作区进食、饮水、吸烟或存放食物。

（6）实验动物工作者应定期体检，接触有害病原微生物前视具体情况进行必要的预防接种。

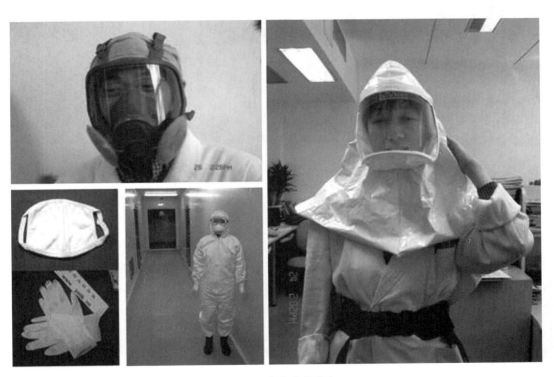

图 10-1 个人防护装备

（7）发生意外时首先应立即离开污染区，关闭出入口，发出警告或张贴危险性标志；脱下防护服，将受污染部位向内折叠，放入塑料袋，做消除污染处理或弃置，对身体接触部位用肥皂和大量清水冲洗。

2. 实验室清洁

（1）日常清扫：动物设施和实验区域在设计和建筑方面应当便于日常清扫和整理。日常清扫对防止尘埃、污物和污染因素累积有重要作用。

（2）地面：清扫地面时要防止气溶胶形成，应避免使用高压水龙冲洗笼具、粪盘和地面。最好采用轻便的带过滤器的真空吸尘装置或湿抹方式。

（3）台面：每次实验后清洁台面。使用或有感染性材料溅洒时，操作台面必须用适宜的消毒液清洗。

3. 气溶胶的控制严格遵守操作规程，尽量减少气溶胶的产生。对感染动物进行解剖、处理动物尸体、污染垫料、感染动物组织或体液以及做高浓度或大容量感染性材料的操作等，有较大可能产生气溶胶（图10-2），必须在生物安全柜或其他集气装置中进行；或使用面罩式呼吸器等个人防护装置。

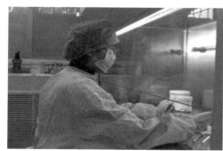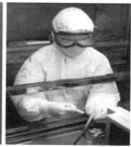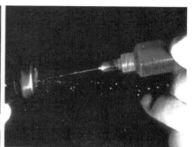

图 10-2　易产生气溶胶的环节

## 四、动物实验设施及其管理

1. 实验动物生产及动物实验环境　根据环境条件的不同，实验动物生产和使用设施分为三大类：普通、屏障和隔离环境。普通环境主要饲养教学用普通级实验动物。屏障环境可饲养清洁级和 SPF 级实验动物。为防止感染病原微生物的动物实验可能对正常实验动物和实验室造成污染，要求此类动物实验室应是一个相对独立的区域。如果与普通动物实验室相邻，则设计上应当同实验室的公共部分分开，并便于清除污染。涉及传染性、中毒性、放射性、致癌性、致突变致畸及致死性实验等应在有特殊要求的生物安全实验室中进行（图10-3）。

2. 不同生物安全等级的动物实验设施的设置与管理　根据病原微生物的分类等级，我国把涉及生物安全的动物实验室划分为与之相对应的 4 个等级，即 ABSL-1、ABSL-2、ABSL-3、ABSL-4。生物安全动物实验室的设计原则就是要做到三保护：保护人、保护环境

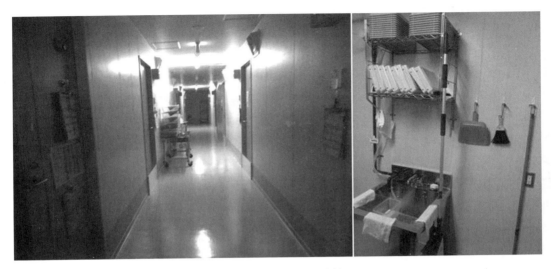

图 10-3 实验动物设施的管理

和保护实验动物。每一个安全级别的实验室都必须配置与该级别相适应的设备并制定标准操作规程。ABSL-2 级以上实验室的入口处均应张贴国际通用的生物危害示警标志（图10-4），实验室内使用的病原微生物对人和动物均有不同程度的危害，因此在内操作的实验人员必须严格遵守标准操作规程。

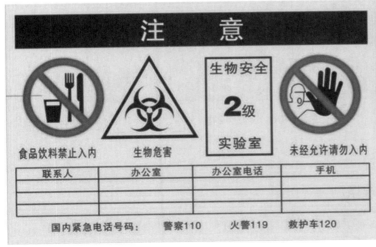
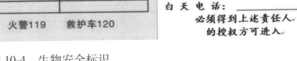

图 10-4 生物安全标识

### 五、正确处理生物污染物

使用实验动物和进行动物实验中产生的各种废弃物可按《医疗废物分类目录》进行相应分类，并严格按照《医疗废物管理条例》的规定进行处理。

废弃物应分置于动物废弃物专用包装物或者容器内。感染性废弃物、病理性废弃物、损伤性废弃物、药物性废弃物及化学性废弃物不能混合收集。废弃物经包装、密封后存放于暂时贮存设施，不得露天存放。废弃物储存场所要远离人员活动区和生活垃圾存放场所。

动物室设置独立的空调系统或除臭设备，利用气压差控制废气排放。啮齿类动物要保证适合饲养密度，确保换气次数。使用具有辅助换气功能的隔离饲养盒（如 IVC 等）。大中型动物应及时清洗排泄物。一般清洗动物设施的污水可排入废水处理系统。感染性微生物动物实验所产生的污水，可能威胁人体健康及环境卫生，需经化学处理（例如次氯酸钠）或加热高压蒸气灭菌，才能排放。一般废弃垫料可用掩埋、焚烧等方式处理。感染性物质污染的垫料必须经消毒灭菌后再进行处理（图 10-5）。含有放射性物质的垫料必须用印有"放射性物质标志"的塑料袋包装，贮存于特定容器和场所，再由专门人员收集处理。动物尸体要用专门容器冷藏保存，防止腐败。感染性动物尸体，经密封包装后，高温高压灭菌，再贮存。具有放射性物质的动物尸体，经特殊包装后，以烘箱 60~70℃将尸体烘干，再按照废弃放射性材料处理。所有尸体必须严格按医学生物材料处理。

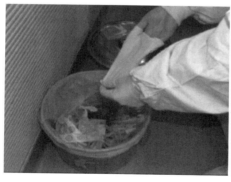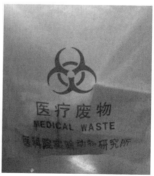

图 10-5　正确处理污染物

### 六、实验操作中的防护措施

1. 实验动物过敏　常见实验动物类致敏原诱导剂有大鼠、小鼠、豚鼠、兔和猫。致敏原主要存在于尿液、唾液、皮毛、毛屑、垫料等，在处理动物、剪毛、更换饲养笼和垫料、清理动物室时形成气溶胶而引起过敏反应。为了减少致敏原的危害，实验人员应做到以下几点：动物室内保持良好通风状态，保持动物笼舍及工作区的清洁。工作时要穿着实验衣或防护衣，减少与动物直接接触的机会，要戴手套和穿长袖实验衣。保持在层流柜或生物安全柜内操作，如果没有此类设施，需要佩戴防尘口罩或外科口罩。勤洗手，离开工作区前清洗手、脸和颈部；工作时避免用手接触脸、头发或抓痒。

2. 物理性危害

（1）所有动物对人类都可能造成咬伤和抓伤。啮齿类和兔等小动物通常导致相对轻微的伤口。较大动物如猫、犬和非人灵长类动物则可能引起严重的创伤。损伤可以导致伤口感染以及病原侵入。为防止动物的咬伤和抓伤，在进行动物实验操作时要使用正确的捕捉、固定方式。戴手套、长袖实验衣保护手臂。受伤后，要及时使用大量清水和肥皂对伤口清洗，并视情况就医。

（2）使用高压灭菌器时，要注意高压水和蒸汽的危害。避免皮肤接触高压水和蒸汽。当打开高压灭菌器时，要确认压力已经降至零值。缓慢打开高压灭菌器盖，让高压蒸汽缓慢释放。开盖后，让高压灭菌器中的物品冷却 10 分钟以后再取出，并且要戴隔热手套。

（3）电源工作时要注意电源的危害，尽量不使用延长的电源线。在使用电力设备、无线电设备和其他电力设备时要注意防电，尤其在湿地板和水源旁边。

（4）如果操作不当，针头、刀片和碎玻璃等尖锐品刺伤容易引起实验室感染。在使用针头等尖锐品时要严格遵守操作规程，防止意外接种、产生气溶胶或有害物质溢出，用过的针头、刀片等要使用专用利器收集器，并注意采取以下措施：不要将针头重新插入针头套内或截断针头。采用规范的实验室操作技术，如注射器抽液时要小心，尽可能减少气泡形成；避免用注射器混合感染性液体。对动物接种时要固定好。进行鼻腔或口腔接种时要使用钝的针头或插管。解剖、感染等操作应在生物安全柜内进行。如果使用一次性针头和注射器，只有在高压灭菌后才能拆卸。

（5）使用匀浆机、组织研磨器、离心机时，要防止产生气溶胶、泄漏和容器破裂。感染性材料应在生物安全柜中操作。避免使用转子轴承，并加 O 形垫圈防泄漏。打开匀浆器前先等候 30 分钟或冷却，以使气溶胶凝聚沉积。如果使用手动组织研磨器，应用可吸收材料包裹。使用生物安全型离心机或将离心机放在负压罩内。

（6）超声处理器、超声波清洗仪时防止产生气溶胶、听力损伤、皮肤炎症。在生物安全柜中操作，确保完全隔离以免受分频谐波的伤害。戴上手套以保护清洁剂对皮肤造成的化学危害。

3. 化学性危害　最常见的化学品危害包括清洁剂和麻醉剂两类。动物设施内盛放清洁剂的容器要有明显的标识，工作人员使用清洁剂时要戴口罩和手套。

麻醉剂对人类健康也有一定危害。长期接触可以导致肝、肾、神经系统和生殖系统损害。使用者要充分了解安全使用须知或安全数据单中的相关信息。消除此类危害的最好方法是采用良好的废气清除系统。操作实验动物麻醉与安乐死药剂时应注意：①动物手术室应设有抽气设备；②使用吸入性气体进行麻醉或安乐死，应注意是否对人员健康与安全造成伤害。例如使用对人员影响小、不易燃、无爆炸性的二氧化碳。使用氟烷、安氟醚、氟西泮等可能对伤害人体健康（肝毒性）的麻醉性气体时，要在通风橱内操作，操作人员要采取戴口罩、面罩等防护措施。

4. 生物性危害　对从事动物实验或利用实验动物进行病原微生物研究，利用实验动物进行转基因、克隆、重组基因等不同级别的感染性实验必须在符合相应等级的生物安全实验室内进行，未经许可的实验室不得开展相关实验。

（1）按照《实验室生物安全通用要求》的要求：动物实验室的生物安全防护设施除参照 BSL1-4 实验室的要求，还要考虑对动物呼吸、排泄、毛发、抓咬、挣扎、逃逸、动物实验、动物饲养、动物尸体及排泄物的处置等过程产生的潜在生物危害的防护。

应特别注意对动物源性气溶胶的防护，例如对感染动物的剖检应在负压解剖台内进行。应根据动物的种类、身体大小、生活习性、实验目的等选择适当防护水平的、专用于动物的、符合国家相关标准的生物安全柜、动物饲养设施、动物实验设施、消毒设施和清洗设施等。

（2）防护要求动物生物安全实验室根据所研究病原微生物的危害评估结果和危害程度分类命名为 1~4 级动物生物安全水平（表 10-6）。根据动物生物安全等级，在设计特征、设备、防范措施方面的要求的严格程度也逐渐增加，下表汇总了有关的要求，其所有指标具有累加性，即高等级标准中包括低等级的标准。

表 10-6　动物生物安全实验室的防护要求

| 病原等 | 实验室等级 | 实验室操作和主要安全设施 |
| --- | --- | --- |
| 第四类 | ABSL-1 | 限制出入，穿戴防护服和手套 |
| 第三类 | ABSL-2 | ABSL-1 的操作内容加上：危险警告标志。可产生气溶胶的操作应使用 I 级或 II 级 BSC。废弃物和饲养笼具在清洗前先清除污染。具备高压容器等有效灭菌设备 |
| 第二类 | ABSL-3 | ABSL-2 的操作内容加上：实验室为负压，暴露性操作需在 BSC 内进行，并穿着特殊防护服 |
| 第一类 | ABSL-4 | ABSL-3 的操作内容加上：配备 III 级 BSC 或正压防护服。强制淋浴。所有废弃物在清除出设施前需灭菌处理 |

（3）防护措施生物安全动物实验室主要通过设施（facilities）、设备（equipment）、人员装备（practices）的有效结合，实现对操作人员、环境和实验动物的保护。

1）防护设施（secondary barrier，二级屏障）：实验室的设施结构和通风设计构成二级物理防护。二级防护的能力取决于实验室分区和室内气压，要根据实验室的安全要求进行设计。一般把实验室分为辅助工作区和防护区。实验室的墙壁保持密闭，空调通风的气流方向永远保持单向流，动物生物安全实验室排出的空气不能循环使用。

2）防护设备（primary barrier，一级屏障）：包括各级生物安全柜和个人防护装备。个人防护器材包括口罩、面罩、护目镜、各类防护衣、帽、裤、鞋、靴、袜和手套等。

　　3）人员素质：良好的专业训练和技术能力对保证实验室生物安全具有重要的作用。研究人员一定要严格按照操作规程进行工作，避免侥幸心理和麻痹大意。

　　（4）管理要求生物安全实验室要按照规定严格分级管理，一些通过呼吸途径使人传染上严重的甚至是致死疾病的致病微生物或其毒素，对人体具有高危险性、通过气溶胶途径传播或传播途径不明、目前尚无有效疫苗或治疗方法的致病微生物或其毒素一定要在ABSL-3和ABSL-4级实验室进行研究。

　　可以接种疫苗的疾病要在进行预防接种后再开展工作。接触实验动物一定要有防护，动物室及有可能遭受污染的地区要严格消毒。实验器械要严格管理，专项专用，不得带出实验室。一旦发生病原微生物泄漏事件要及时采取措施防止病源扩散，并向有关单位报告。

　　（5）危害、风险评估及控制实验活动开始之前，必须进行危害、风险评估，确定防护要求。关于动物实验室中使用的微生物的危害评估，需要考虑以下因素：①传播途径；②标本使用的容量和浓度；③接种途径和方法；④能否和以何种途径被排出体外；⑤总体危险程度。

　　对于使用的动物，需要考虑的因素包括：①动物的自然特性，包括动物的攻击性和抓咬倾向性；②自然存在的体内外微生物和寄生虫等；③易感的动物性疾病；④动物接种病原微生物后可能产生的结果等。

### 延伸阅读：

1. Handbook for investigators using laboratory animal［M］. Corolado state university，2005

2. Laboratory biosafety manual（Third edition）［M］. World health organization，2004

3. 王宇. 实验室生物安全国内外法规和标准汇编. 北京：北京大学医学出版社，2006

4. 秦川. 动物实验学. 北京：人民卫生出版社，2010

5. Animal Care and Use Training，OccupationalHealth and Safety Johns Hopkins University. http：//www.jhu.edu/animalcare/training3.html

6. IACUC. Animal transport and biosecurity policy［M］. The University of North Carolina at Chapter Ⅲ

7. 国家质量监督检验检疫总局. 实验室生物安全通用要求［S］. GB19489-2008

# 第六篇
## 研究技术

# 第十一章　无菌技术、手术与麻醉

## 第一节　无菌技术

### 一、概念

无菌技术是指在动物手术操作过程中，保持手术区域、物品不被污染，防止病原微生物侵入动物机体的一系列操作技术。其中物品指经过物理或化学方法灭菌后、未被污染的物品；手术区域是指经过灭菌处理而未被污染的区域；无菌物品自无菌容器内一经取出，就认为是相对无菌，不可再放回，无菌区边缘向内 3cm 为相对无菌区。与无菌物品或无菌区域相对应的是未经灭菌或经灭菌后被污染的物品或区域，称非无菌物品或区域；而未经过灭菌处理，或灭菌处理后又被污染的物品，称为污染物品。

无菌技术作为预防和阻止感染的一项重要而基础的技术，实验动物技术人员必须正确熟练地掌握，并在操作中严格遵守标准的操作规程，以确保动物安全，减少和避免感染发生。

### 二、无菌原则

1. 手术操作前准备

（1）手术室环境应保持清洁，定期消毒，物品要布局合理。无菌操作前半小时应停止清扫工作，避免不必要的人群流动，减少人员走动，以降低室内空气中的尘埃。

（2）实验动物技术人员应戴好帽子、口罩。戴工作帽可防止头发上的灰尘及微生物落下造成污染，头发应全部塞入帽内，不得外露。戴口罩可防止飞沫污染无菌物品，口罩应盖住口鼻，系带要松紧适宜。

（3）实验动物技术人员应修剪指甲并洗手、刷手和消毒手后方可进入手术室。洗手时用肥皂搓洗手掌、手背、指间、手指及关节，以环形动作搓擦，而后用流水冲洗双手，将皂沫全部冲净，必要时反复冲洗，最后用清洁小毛巾擦干双手。刷手时取无菌刷蘸肥皂乳（或肥皂块），先刷指尖、然后刷手、腕、前臂、肘部到上臂下 1/2 段，特别要刷净甲沟、指间、腕部，无遗漏地刷洗 3 遍，每遍 3 分钟。刷洗时，双手稍抬高，每遍刷完后，用流水冲去肥皂沫，水由手、上臂至肘部淋下，手不能放在最低位，以免臂部的水返流到手。刷洗完毕，用无菌小毛巾依次拭干手臂。手臂不可再触碰其他物品，如被污染必须重新刷洗。刷洗后，双手及上臂下 1/3 伸入盛有消毒液的桶内，用无菌小毛巾轻擦洗皮肤 5 分钟，手不可触及桶口。浸泡毕，拧干小毛巾，揩去手臂上的消毒液，晾干。双手保持于胸前半伸位准备穿无菌手术衣、戴无菌手套（图 11-1）。

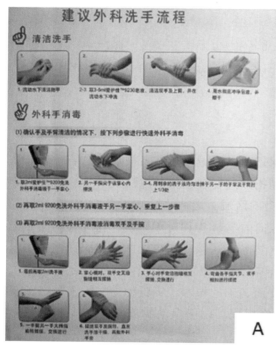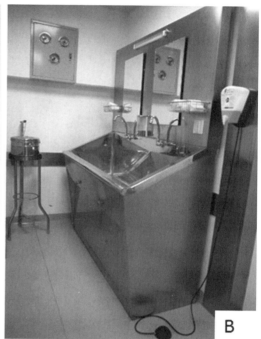

图 11-1　外科洗手流程

A. 洗手流程；B. 刷手池

### 2. 手术操作中保持无菌

（1）实验动物技术人员在手术操作过程中，应面向无菌区。不能将背转向清洁的表面，因为大多数的外科服不能完全覆盖后背。

（2）实验动物技术人员手臂和胳膊应该放在腰以上和肩以下的区域，不可跨越无菌区，避免面对无菌区谈笑、咳嗽、打喷嚏。

（3）用无菌持物镊取用物品，无菌物品一经取出，即使未用，也不可放回无菌容器内。一套无菌物品仅供一个实验动物使用，避免交叉感染。

（4）当实验动物技术人员接取器具或者物料时，不要触碰盛装容器的边缘。

（5）应保持手术室内清洁表面干燥。潮湿可能导致清洁区域的污染。

（6）在外科手术过程中，避免过多运动，例如胳膊挥舞以及频繁进出手术室。

（7）避免无菌衣、毛巾、悬挂物和其他物料的抖动，让它们由重力自然落开。抖动会增加空气流动以及污染的可能性。

（8）在手术中尽量减少谈话次数。手术室空气污染与说话的次数有关。

（9）两手臂不可交叉折叠置于胸前，也不可自然下垂放置大腿两侧。在等待拿取实验用品时，需把手握紧放在腰以上的身体前边。

（10）无菌操作中，无菌物品疑有污染或已被污染，应予及时更换并重新灭菌。

## 第二节　实验动物技术人员的准备

1. 更衣在更衣室内更换衣、裤、鞋，指甲要剪短锉平，带好无菌手术帽和口罩。

2. 洗手、刷手戴上口罩和帽子后，用外科专用的肥皂和刷子来洗手和刷手。首先用肥皂洗手和胳膊，然后漂洗。整个过程中，手必须抬高在肘的水平面上，确保漂洗肘部时，水不会返流至手上。第2次擦拭肥皂，用刷子清洗手臂。刷手时要从手指到胳膊，每一个手指至少刷10次，胳膊的每一个表面刷10次，总共40次。清洗完毕，将手和胳膊在温水中漂洗一下，同样地，手必须抬高在肘的水平上。整个清洗过程重复2次。

3. 擦干可用右手提着清洁毛巾，首先覆盖在左侧胳膊和手上，将其蘸干。然后将毛巾未用的那一面覆盖在右侧胳膊和手使其干燥。

4. 穿无菌手术衣一位助手提起衣领、打开手术衣背面的外面，已经完成清洗的外科医生提起手术衣的肩部，此时切不可碰触手术衣的外部。当手术衣直立展开后，两手顺势迅速伸入袖筒内，然后前伸，不可高举过头或伸向两侧，以免碰到未消毒的物品，再由助手帮忙系好腰带。

5. 戴无菌手套手术人员依照自己手的大小选用合适的手套，原则是未戴手套的手不可触及手套的外面，已戴手套的手只可触及手套的外面。戴手套时，用左手拽住右手套的边缘，将它拉拽直到戴到右手上。将已经戴上手套的右手指滑进左手套卷曲的边缘。用右手指抓住左手套，手指应放在左手卷曲的下边，将左手套拉拽直至戴到左手上。将左手套卷曲的口拉到袖子的上面，不要碰到皮肤。用左手指，将右手套的口拉到右手的袖子上，同样不要碰到皮肤。

整个穿无菌手术衣和戴手套的过程中裸露的手指绝不能碰到手术衣及手套外面的任何部分。

## 第三节　手术器械及辅料的准备

### 一、手术器械和敷料的种类

1. 手术刀　由刀柄和可装卸的刀片两部分组成。刀柄一般根据其长短及大小来分型，一把刀柄可以安装几种不同型号的刀片。刀片的种类较多，按其形态可分为圆刀、弯刀及三角刀等；按其大小可分为大刀片、中刀片和小刀片。图 11-2 显示了几种手术刀柄及刀片。手术时根据实际需要，选择合适的刀柄和刀片。手术刀主要用于切割组织，有时也用刀柄末端钝性分离组织。

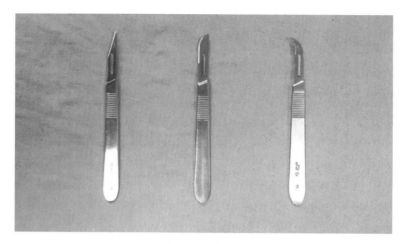

图 11-2　手术刀

2. 手术剪　分为组织剪和线剪两大类。组织剪刀薄、锐利，有直弯两型，大小长短不一，主要用于分离、解剖和剪开组织，通常浅部手术操作使用直组织剪，深部手术操作一般使用中号或长号弯组织剪。线剪多为直剪，又分剪线剪和拆线剪，前者用于剪断缝线、敷料、引流物等，后者用于拆除缝线（图 11-3）。

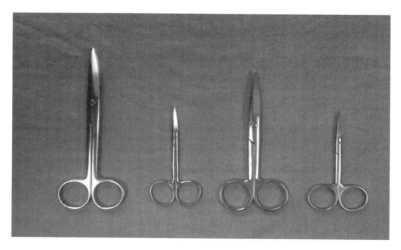

图 11-3　手术剪

3. 血管钳　（图 11-4）是用于止血的器械，故也称止血钳。此外，还可用于分离、解剖和夹持组织，也可用于牵引缝线，拔出缝针或代镊使用。代镊使用时不宜夹持皮肤、脏器及较脆弱的组织，切不可扣紧钳柄上的轮齿，以免损伤组织。临床上血管钳种类很多，其结构特点是前端平滑，依齿槽床的不同可分为弯、直、直角、弧形、有齿、无齿等，钳柄处均有扣锁钳的齿槽。

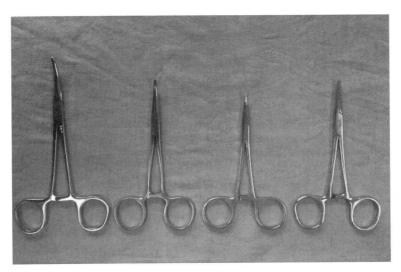

图 11-4　血管钳

4. 手术镊（图 11-5）　用以夹持或提取组织，便于分离、剪开和缝合，也可用来夹持

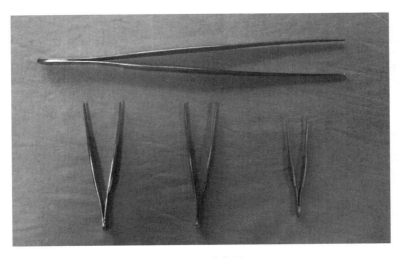

图 11-5　手术镊

缝针或敷料等。其种类较多，长度不同，镊的尖端分为有齿和无齿（平镊），还有为专科设计的特殊手术镊。

5. 持针钳　也叫持针器（图 11-6），用于夹持缝合针进行的各种组织，有时也用于协助器械进行打结。用持针器的尖夹住缝针的中、后 1/3 交界处为宜，多数情况下夹持的针尖应向左，特殊情况可向右，缝线应重叠 1/3，且将绕线重叠部分也放于针嘴内以便于操作。若将针夹在持针器中间，则容易将针折断。

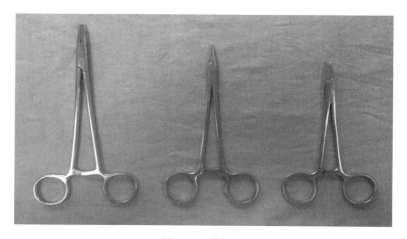

图 11-6　持针器

6. 组织钳　一般用以夹持软组织，不易滑脱，如夹持和牵引被切除的病变部位，钳夹纱布垫与切口边缘的皮下组织，避免切口内组织被污染（图 11-7）。

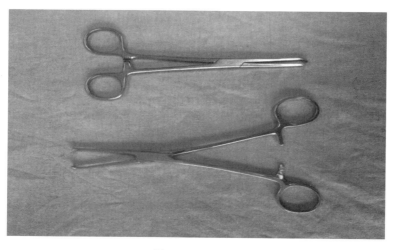

图 11-7　组织钳

7. 牵引器 也叫拉钩或牵开器,是显示手术必需的器械。有手持的牵引器,以及自我容纳的牵引器等(图11-8)。

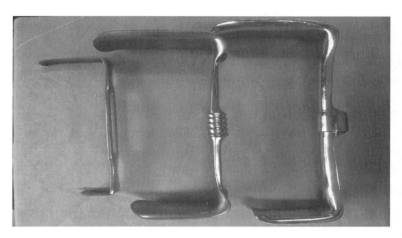

图 11-8 各种类型的牵引器

8. 缝针 是用于各种组织缝合的器械,它由 3 个基本部分组成,即针尖、针体和针眼。针尖按形状分为圆头、三角头及铲头 3 种。针体有近圆形、三角形及铲形 3 种。针眼是可供穿引线的孔,它有普通孔和弹机孔两种。

9. 缝线 用于伤口闭合。材料质地必须容易清洁、柔韧性好。缝线分为可吸收缝线及不吸收缝线两大类。可吸收缝线类主要为羊肠线和合成纤维线;不吸收缝线类有丝线、棉线、不锈钢丝、尼龙线、钽丝、银丝、麻线等数十种。

10. 敷料 一般为纱布及布类制品,种类很多(图11-9),常见敷料包括:

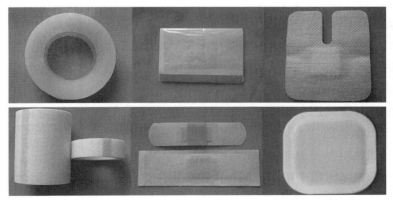

图 11-9 各种类型的敷料

（1）纱布块：纱布块用于消毒皮肤，拭擦手术中渗血、脓液及分泌物，术后覆盖缝合切口，进入腹腔用温湿纱布，以垂直角度在积液处轻压蘸除积液，不可擦、蹭，以免损伤组织。

（2）小纱布剥离球：将纱布卷紧成直径 0.5~1cm 的圆球即为小纱布剥离球，用组织钳或长血管钳夹持做钝性剥离组织之用。

（3）大纱布垫：大纱布垫用于遮盖皮肤、腹膜、湿盐水纱布垫，可做腹腔脏器的保护用，也可以用来擦血。为防止遗留腹腔，常在一角附有带子，又称有尾巾。

## 二、手术器械及敷料的清洗和消毒

当手术结束后，所有的缝针、手术刀片以及其他可以处理的锋利用品从器械上分离出来，放在一个耐穿刺的容器中待处理，防止伤害清洗人员。器械用完后应清洗、干燥后保存。常采用的两个清洗方法是手工清洗和超声清洗。

1. 手工清洗手术结束后，将所有器械浸在清水中，卸下器械不同部位，用洗涤剂彻底洗刷每一个器械，再用清水漂洗以确保完全洗净洗涤剂，最后干燥保存。

2. 超声清洗将高频率的声波转化成机械振动进行器械清洗。超声清洗可以清除大约90%的污垢以及残骸，但是不能清洁或者清除明显的血液和污垢。因此，超声清洗后还需遵照生产厂家的使用指南进行后续的检查。

3. 消毒与灭菌外科手术器械的消毒方法通常有机械除菌法、物理消毒灭菌法和化学消毒灭菌法。

（1）机械除菌法：机械除菌法包括刷洗、隔离、超滤等方法。

刷洗：用肥皂水刷洗皮肤可除去油污，减少或清除皮肤表面暂存菌和大部分常驻菌，常用于皮肤准备等。

隔离：手术中所有的敷料、手术衣、帽子、口罩及手套等均起到隔离作用。

（2）物理消毒灭菌法：

高压蒸气灭菌法：是应用最广的灭菌方法之一，能杀死包括具有顽强抵抗力的细菌芽胞在内的一切细菌。

煮沸灭菌法：适用于金属器械、玻璃及橡胶类等物品，在水中煮沸后持续 15~20 分钟，一般细菌可被杀灭，但带芽胞的细菌至少需要煮沸 1 小时才能杀灭。

（3）化学消毒除菌法：

甲醛蒸气熏蒸法：适用于丝线等物品灭菌。在蒸锅的蒸格下放一量杯，量杯中加入高锰酸钾 2.5g，再加入 40%甲醛（福尔马林）溶液 5ml，蒸格上放丝线，熏蒸 1 小时，即可达消毒目的，且丝线不会变脆。

药液浸泡消毒法：常用于锐利器械、内腔镜等不适于热力灭菌的器械，可用化学药液浸泡消毒。常用的化学消毒剂有下列几种：①1∶1000 新洁尔灭溶液：浸泡时间为 30 分钟，常用于刀片、剪刀、缝针的消毒。1000ml 中加医用亚硝酸钠 5g，配成防锈新洁尔灭溶液，有防止金属器械生锈的作用。药液宜每周更换 1 次。②70%酒精：浸泡 30 分钟，用途与新洁尔灭溶液相同。酒精应每周过滤，并进行浓度核对。③10%甲醛溶液：浸泡时间为 30 分钟，适用于输尿管导管、塑料类及有机玻璃的消毒。④2%戊二醛水溶液：浸泡 10~30 分钟，用途与新洁尔灭溶液相同，但灭菌效果更好。⑤1：1000 洗必泰溶液：抗菌作用较新洁尔强，浸泡时间为 30 分钟。

（4）灭菌物品的保管：①无菌物品必须与非无菌物品分开放置。②无菌物品不可暴露于空气中，应存放于无菌包或无菌容器中，无菌包外须标明物品名称、灭菌日期，并按失效期先后顺序排放。③定期检查无菌物品的灭菌日期及保存情况。无菌包在未被污染的情况下保存期一般为 7 天，过期或受潮应重新灭菌。

## 第四节　实验动物的准备

1. 术前准备和动物护理　动物实施手术前需要进行术前准备和动物的护理与照顾，这些准备工作有利于手术的成功实施和动物的健康恢复。一般术前准备程序取决于外科手术实施的类型以及动物的种类。一些动物手术前需要禁食大约 6~8 小时（依据动物种属不同时间也不同），目的是为了降低在麻醉过程中动物呕吐的概率，因为术中动物可能因吸入呕吐的食物而导致严重的后果甚至死亡。同时，术前应该进行体检，检测血液和尿液用于鉴定动物的健康状况。

2. 动物准备　动物术前准备应在远离手术台的区域进行，准备妥当后，再转移到手术室并放到手术台上。从动物术前准备到手术完成的过程中，只有穿戴好手术服、鞋套、帽子、口罩的工作人员才能进入手术室。

3. 动物手术区准备　手术部位的消毒范围一般由切口至其周围 15~20cm 为宜，以便需要时能延长切口或另做切口。消毒时，从区域的中心开始，然后朝外划圈，每次用一片新的薄纱从区域中心重新再开始，绝不可用相同的薄纱从外圈回到中心。一般先用 3%碘酒涂擦皮肤，待干后，再用 75%酒精脱碘。用酒精脱碘两次。第 1 次酒精擦拭范围应在碘渍范围之内，第 2 次酒精脱碘应超过碘渍区。

手术区皮肤消毒后，须铺盖无菌单，以掩盖手术部位四周不必要暴露的皮肤及有菌区。进行小手术时，置放一块有洞的无菌单即可。较大的手术，须先铺盖四块小无菌单，然后铺盖中单，最后盖大单。

## 第五节　麻　　醉

实验动物的麻醉是指通过使用麻醉药物进行动物制动、镇静和镇痛，便于实验的开展并保证实验动物和实验人员安全，同时获得精确可靠的实验结果。

## 一、麻醉方法

1. 全身麻醉　指麻醉药作用于中枢神经系统（脑和脊髓），使其被抑制，呈现出意识消失、全身不感疼痛的一种麻醉方法。全身麻醉可分为吸入全身麻醉和静脉全身麻醉。吸入全身麻醉是将气体麻醉剂经呼吸道吸入而达到全身麻醉。常用的气体麻醉剂有氟烷和异氟烷，其中异氟烷麻醉时间和恢复时间都较快，常用于短时操作，如啮齿类动物中的血液收集等。图 11-10 是吸入式麻醉机。静脉全身麻醉是将全身麻醉药经静脉注射而引起的全身麻醉。目前临床上最常用的全麻是两者的复合即静吸复合麻醉。全身麻醉时为确保动物呼吸道通畅，常将一导管置入动物气管内，称为气管插管。

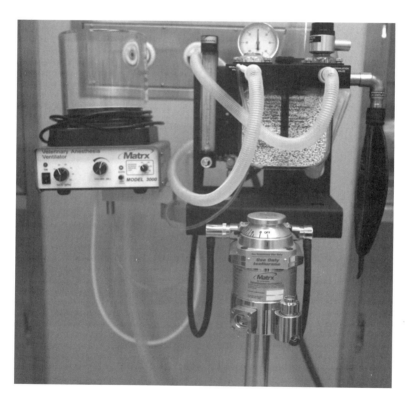

图 11-10　吸入式麻醉机

2. 局部麻醉　指麻醉药应用于身体周缘局部神经时，只产生躯体某一部位的麻醉，该部位不感疼痛。局部麻醉是完全可逆的，不产生组织损害。常用的局部麻醉有表面麻醉、局部浸润麻醉和神经阻滞麻醉。

表面麻醉是将局麻药与局部黏膜（如眼黏膜、鼻腔黏膜、口腔黏膜等）直接接触，穿透黏膜作用于神经末梢而产生局部麻醉作用。

局部浸润麻醉是沿手术切口分层注射局麻药，麻醉组织中的神经末梢而产生局部麻醉作用。

神经阻滞麻醉是把局麻药用于神经干（丛）旁，阻断神经的传导功能，达到手术无痛。

## 二、麻醉监测

任何一只已经麻醉的动物都必须仔细观察和监测。监测的指标包括肌膜的颜色（唇结膜牙龈）、呼吸频率、呼吸深度、心率、脉搏等，同时还可以借助特殊仪器检测血压、心电图、血气（氧气和二氧化碳）和体温（图 11-11）。麻醉剂可以导致体温过低，因此，在术中和术后恢复期，麻醉的动物应该放在一个温暖的台面以防止体温过低。

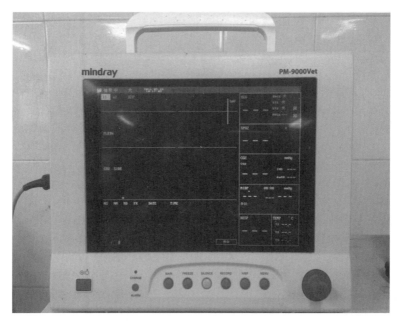

图 11-11　多功能监护仪

与此同时，还要监测动物麻醉的深度。如果麻醉深度过深，容易导致死亡，而麻醉过浅的动物会感到疼痛。判断动物是否疼痛的方法之一是捏脚趾，或者捏小型啮齿类动物的整个足部。如果动物回缩足部，说明麻醉过浅，必须延迟手术时间，直到麻醉成功。

## 第六节　动物的术后护理

当手术完成时，要将动物放回饲养室安置在一个温暖而安静的环境中进行术后观察和护理。如果术后一段时间动物仍然没有意识，应将其频繁地来回翻转以防止血液蓄积在组织位置较低的一侧。当动物从麻醉中醒来，它们将有不自主或不受控制的动作，应特别注意在这段时期内，防止动物伤害自己或者实验人员。麻醉恢复期内，动物必须进行单笼饲养，定时提供饲料和饮水，进食完毕必须将饲料和饮水移走，以防呛着还没有完全清醒的动物。同时，要警惕影响动物健康以及可能危及动物生命的其他情况的出现。

# 第十二章　实验动物紧急情况处理

　　针对实验动物手术过程或术后护理过程中的突发情况，通常实验动物医师已制定好一系列的紧急救治措施。但是，有突发情况时，通常是由实验动物技术员第一时间告知实验动物医师或管理人。在有些情况下，实验动物技术员可能要在实验动物医师的指导下来协助完成动物的紧急救治。因此，实验动物技术员也应该熟练掌握处理紧急状况的基本步骤。

## 一、紧急救治

　　紧急状况一般是指突发的、未预料到的事情，需要及时有效的处理。在有些情况下，实验动物技术员必须在没有兽医或管理人的帮助下独自应对紧急状况。技术员快速而果断的处理通常能避免实验动物的痛苦并阻止实验数据的丢失。因而，实验动物技术员应当对动物科学的常识和知识有所了解，才能做出有效的紧急救治。

　　实验动物在外科手术的恢复期，发生医疗紧急事件的概率比较高。因此，实验动物技师必须了解和熟悉手术后可能引起的问题。外科手术后，动物可能会舔咬或撕咬伤口处的缝合线，导致伤口缝合处的皮肤开裂，不利于伤口的愈合和身体的恢复。因此，在外科手术的恢复期，必须密切关注动物的伤口和状态。动物过度麻醉后，其生命特征例如心率、血压和体温等指标均处于危险的异常状态，也极易发生紧急情况。此外，动物手术后可能会因失血过度而需要输血，也必须密切关注。

　　当紧急状况发生时，实验动物技师的第一要务是执行针对这些紧急情况设定的标准操作规程，快速有效地进行处理。如果动物始终呆在一个角落或其活动受限，有可能是它的四肢或爪子卡在饲养笼某处了。此时，实验动物技术员应立即帮助动物脱离困境。在抓取和帮助动物时，动物技术员应特别小心，以免被动物因疼痛或惊吓而咬伤或抓伤。如果饲养笼被水浸没，可能是由于供水系统故障，此时应立即将动物移出饲养笼具，并开展后续护理工作。如果遇到更为严重的问题，实验动物技术员应尽快寻求帮助。针对所有已解决或未解决的紧急情况，实验动物技术员都应该报告给管理者。所有紧急联系电话号码应该清晰地张贴在显眼位置，以备动物或设施紧急状况事件的发生。

### 二、手术相关的紧急情况

1. 麻醉的紧急情况气管导管（图 12-1）的插入　称为气管插管术，是每个涉及动物外科手术的技术员都应训练并掌握的基本实验技术，气管插管时，可借助于喉镜（图 12-2）。喉镜是一种末端带灯、检查喉部的特殊仪器。操作气管插管时，将喉镜刀片轻压舌头，末端的灯照亮咽后部，打开喉部。

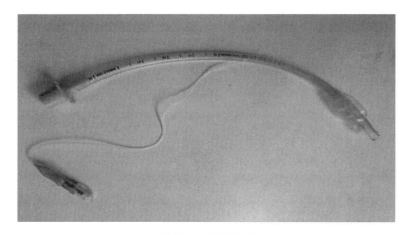

图 12-1　气管导管

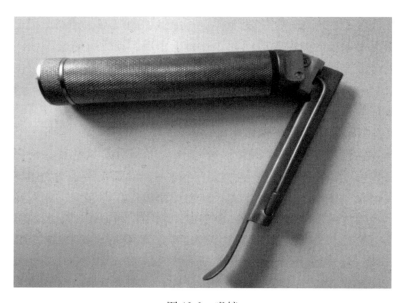

图 12-2　喉镜

当动物麻醉时，应准备好各种型号的气管导管，以便不时之需。同时，术前药物剂量的仔细计算与核对以及麻醉监控也可以有效地阻止大部分麻醉紧急情况的发生。如动物发生心脏或呼吸停止，通过气管导管可以有效控制氧气，确保动物的存活。

有些注射麻醉剂可通过使用拮抗剂来消除作用，拮抗剂是一种在药物过量或外科手术过程中发生并发症时、对抗麻醉剂药效的药物。管理麻醉的技术员必须知道哪种拮抗剂对正在使用的麻醉剂有最好的拮抗作用，并应事先准备好拮抗剂以备紧急情况时可用。

2. 术后并发症　动物在实施外科手术后，应被密切观察至少 5 天，如果实验有特别要求的，监控时间应更长。监测指标一般包括体温、食欲、大小便的数量和频率等。检测过程中，应注意观察伤口处出血或裂开以及任何的感染指标，如红、肿或体液排出。同时应注意观察动物任何的自我损伤行为，例如舔舐或咀嚼伤口或缝合处。所有的术后观察应及时记录。

3. 休克　由于多种原因，例如液体（血液）过度丢失或循环失调引起，导致机体循环功能减退或紊乱，组织微循环灌流严重不足，以致重要生命器官功能、代谢严重障碍的紧急情况。休克的症状体征，包括牙龈发白和粘连、皮肤冰冷、血压下降、脉搏快速而微弱以及呼吸减弱，休克动物多表现为焦躁、忧虑、眩晕或无意识。休克的治疗因严重程度不同而有所不同，保持动物安静和温暖（不是燥热），同时给予静脉输液和抗生素几乎适用于所有休克的救治。

这些治疗措施和其他必要的治疗措施都必须在实验动物医师的监督或指导下执行。有资格给予注射的实验动物技术员可以进行输液操作，但必须经与实验动物医师商议之后或遵循已建立用于休克治疗的标准操作规程执行治疗措施。

### 三、非外科手术的紧急情况

除了外科手术过程的紧急状态，实验动物也存在非外科手术的紧急情况。实验动物技术员必须清楚地意识到所有可能发生的紧急情况，应知道每个情况该如何处理。以下为非外科手术紧急情况中一些比较常见的情况。

1. 严重疾病　由细菌、病毒甚至是寄生虫引起的疾病都有可能触发致命的紧急情况。如动物的呼吸疾病可能在一晚之后发展成肺炎。因此，动物技术员应善于观察，要在呼吸问题发生的早期就有觉察，并能在问题变得更严重之前就报告给实验动物医师。根据实验动物对研究课题的价值，可能会对患病动物采用不同的救治措施，如进行抗生素治疗、实施安乐死或其他治疗方法。患病严重的动物在确切的病因被诊断和定位出来之前，可能需要进行输液、补充营养、吸氧或保温等急救措施。

2. 难产　一般动物都能顺利产仔，但也有难产的时候。因此，实验动物技术员在动物待产期应特别注意观察。大型动物，例如犬和猫，在妊娠的最后阶段每天至少检查两次。对于第一次分娩的动物，检查频率要更高，检查时要尽可能保持安静。对于"允许动物保持非生产分娩状态而不人为干预，到底应该维持多长时间合适"这个问题，兽医们始终无法达成一致。因此，对于技术工作人员来说，明确动物子宫开始收缩的持续时间是非常重要的。由于大部分动物具有晚上或者凌晨产仔的特点，因此在傍晚时做一个检查，有助于确定临产时间。对于难产或宫缩乏力（非活性的或惰性的）的妊娠动物，可用各种刺激收缩的药物进行治疗。如果药物治疗无效，可能会选择剖宫产。

3. 打斗损伤　多数动物采用群居饲养方式。当群居动物开始打斗时，就会引发紧急情况，此时应立即把好斗的动物隔离开。猫、犬、猪和非人灵长类动物在打斗时彼此都会遭受严重损伤，并可能伤害试图干预的实验技术人员，因此在采取隔离措施时，尤其应小心谨慎。可以在好斗的动物之间放置物理障碍或者一桶冷水，打斗时动物们会因为被冷水溅到而停止激烈打斗。打斗损伤常包括内部损伤、撕裂、刺伤、耳朵扯裂和四肢骨折。处理撕裂伤时，应先清理伤口，将损伤的组织切除（清除），再将伤口缝合。处理刺伤时，应小心地摸索着移开毛发和污垢。如果刺伤伤口处无法完全清理，较好的处理方法就是保持伤口处于最初的开放状态，以便伤口排尽渗出液，同时用抗生素辅助治疗。有时为了阻止大出血需要截肢，截肢后应彻底清创和缝合。也有些情况下，对受伤的动物最好的措施就是实施安乐死。

4. 饲养笼淹水　当饲养室的自动供水系统出现故障或者饮水瓶漏水时，就会发生致命的饲养笼淹水情况。漏水原因通常都是供水系统阀门损坏或饮水瓶吸管漏水滴到饲养笼里，特别是自动供水系统的饲养笼，动物技术员应高度警惕以防饲养笼发生淹水情况。如果已经发生淹水情况，必须在水充满饲养笼淹死动物之前，及时采取正确有效的解救措施。被水浸湿的动物要尽快烘干被毛，并置于干燥草垫上，注意保温、补充营养，直至动物们恢复正常状态。

5. 中毒　一般情况下，动物实验室内的设施很少是有毒性的，但如果将动物用杀虫剂和消毒剂浸泡过，设施就有可能有毒性。由于动物房内很少会使用杀虫剂，因此大部分的中毒事件都发生在动物接收室或检疫室。新来的犬和猫等动物必须经过杀虫剂和消毒剂的浸泡，去除体表寄生虫。对于接触性毒物，用水冲洗或者用肥皂水擦洗动物，以尽可能地除去动物身上的毒物。在清洗过程中，技术员应佩戴防水手套。

6. 紧急情况应对预案　紧急情况随时可能发生，因此，应事先做好紧急情况的应对准备，以便紧急情况发生时所需的每件物品都可以及时获得。有效的紧急情况应急预案应列出所有必备的药品、设备、药品剂量和操作步骤等，并注明所有物资定期检查和更换的周期，以防过期药品、磨损用品如注射器等干扰紧急情况的解决。

每个饲养室或实验室都应当制定应急预案，以便发生如洪水、台风和地震等自然灾害时使用。这个标准操作规程应概括每个工作人员的职责，内容应标明手电筒、急救箱和其他紧急情况发生时所需设备的存放位置，以及特定的人员会合地点，并且每年都要对这个程序进行审查，对于需要改进之处进行补充完整。

# 第十三章 研究方法学

## 第一节 毒理学实验

毒理学又称毒物学，是研究外源性化学物及物理和生物因素对机体的伤害及其作用机制，进而预测其对人体和生态环境危害的严重程度，为确定安全限值和采取防治措施提供科学依据，也是对毒性作用进行定性和定量评价的一门学科。

毒理学家通过设计实验，依据实验得出的数据来评估物质的毒性。这些数据可以帮助毒理学家预测被测物质危害性及其对环境和人类的潜在影响。毒理学实验主要有急性、亚慢性、慢性和再生性毒性试验。

### 一、急性毒性试验

#### （一）概念

急性毒性是指机体（人或实验动物）一次（或 24 小时内多次）接触外来化合物之后所引起的中毒效应。急性毒性试验是指一次或 24 小时内多次染毒的试验，是毒性研究的第一步。

#### （二）实验目的

1. 找出受试化合物对一种或几种实验动物致死剂量（通常以半致死量为主要参数），以初步估计该化合物对人类毒害的危险性。

2. 阐明受试化合物急性毒性的剂量——反应关系与中毒特征。

3. 利用急性毒性试验方法研究化合物在机体内的生物转运和生物转化过程及其动力学变化，也可用于研究急救治疗措施。

#### （三）实验内容

1. 实验动物　以大、小鼠或兔为主，尤以大鼠使用较多。

在进行化合物急性毒性研究中，选择实验动物的原则是：尽量选择对化合物毒性反应与人近似的动物；易于饲养管理，试验操作方便；易于获得、品系纯化，且价格较低的动物。为了有利于预测化合物对人的危害，要求选择两种以上的实验动物，最好一种为啮齿类，一种为非啮齿类，分别求出其急性毒性参数。

2. 实验方法　由于受试药物的化学结构、活性成分的含量、药理、毒理学特点各异，毒性也不同，有的很难观察到毒性反应，实验者可根据受试药物的特点，由下列几种实验方法中选择一种进行急性毒性试验：①半数致死量（median lethal dose，LD50）的急性毒性试验方法。②最大耐受剂量（maximum-tolerated dose，MTD）试验方法：最大耐受剂量，是引起动物出现明显的中毒反应而不产生死亡的剂量。③最大受试药物量试验方法：在合理的浓度及合理的容量条件下，用最大的剂量给予实验动物，观察动物的反应。④单次口服固定剂量方法。

急性毒性估量的常用方法是测定 LD50，即可以杀死被测动物总数的 50% 所使用的剂量。其他急性研究还有诸如通过放置有毒性的物质与实验动物接触，评估动物局部组织的受刺激情况。

## 二、亚慢性毒性试验

### （一）概念

亚慢性毒性是指实验动物连续多日接触较大剂量的外来化合物所出现的中毒效应。所谓较大剂量是指小于急性 LD50 的剂量。亚慢性毒性的研究要持续 13~26 周。

### （二）实验目的

亚慢性毒性试验的目的是探讨亚慢性毒性的阈剂量或阈浓度和在亚慢性试验期间未观察到毒效应的剂量水平，并为慢性试验寻找接触剂量及观察指标。

### （三）实验内容

1. 实验动物亚慢性毒性作用研究　一般要求选择两种实验动物：一种为啮齿类；另一种为非啮齿类，以便全面了解受试物的毒性特征，经常使用的动物是大鼠和狗。由于亚慢性毒性试验期较长，所以被选择动物的体重及年龄均应较小。

2. 实验方法　亚慢性毒性试验途径的选择应考虑两点：一是尽量模拟人类在环境中接触该化合物的途径或方式；二是应与预期进行慢性毒性试验的接触途径相一致。具体接触途径主要有经口、经呼吸道和经皮肤 3 种。

试验期间，每天通过相同的路径给动物给药，观察动物是否有任何毒性改变如体重和饮食量的改变。通常使用临床化学和血液学对动物进行评估。亚慢性试验至少应设计 3 个染毒剂量组及一个正常对照组，必要时再加一个受试化合物的溶剂对照组。给药结束时，对实验动物实施安乐死，取出动物的组织进行毒性的组织病理学验证。

### 三、慢性毒性试验

#### （一）概念

慢性毒性是指人或实验动物长期反复接触低剂量的化学物质所引起的毒效应。慢性毒性试验是指以低剂量的化学物质长期与实验动物接触，观察其对实验动物是否产生毒性的实验，又称长期毒性试验。

#### （二）实验目的

慢性毒性试验是给实验动物进行不同途径、不同期限的染毒、检测各种毒性终点的实验。其目的如下：①确定长期接触化学物质造成机体损害的慢性阈剂量。②确定对机体无害的最大剂量。③阐明化学物质对机体产生慢性毒性作用的性质、靶器官和中毒机制。④为制定该物质在人类接触时的安全限量标准提供毒理学依据，如每日允许摄入量。此类研究目前最常用于评估长期中毒以及各种各样物质的致癌潜能。

#### （三）实验内容

1. 实验动物常用实验动物为大鼠、小鼠。
2. 实验方法实验方法与实验观察指标与亚慢性毒性试验相同，只是此类研究观察的时间持续更久（两年左右）。此外，可以通过触诊来检测实验动物肿瘤的形成。这类研究通常分为 4~5 个实验组，每组包含雌雄各 60~100 只。尸检分析包括组织病理学毒性以及物质致癌性的评估。

### 四、生殖毒性试验

生殖毒性试验的目的是通过动物实验检测被测化学物质对动物生育能力、器官发育和动物行为的毒性影响，此实验常应用于畸形学研究。

生殖毒性试验通常使用的实验动物是大鼠和兔。将怀孕的啮齿类动物暴露于各种化学物质，由于致畸物能伤害正处于发育阶段的胎儿，因此，胎儿解剖学上的异常改变、体型变小、体重减轻等都表明被测物具有致畸性。

### 五、热原试验

能引起体温升高的物质均称为致热源，包括外致热原、某些体内产物的内生致热原。致热原试验通常用于检测注射使用药物内的细菌毒素，主要是静脉注射的药物。

常用实验动物为兔。将药品静脉注射入兔体内，并在注射后几小时记录兔的体温，若有 1 只以上（包括 1 只）兔的体温上升，则表明样品中含有致热原（细菌毒素）。

## 第二节 免疫缺陷模型

免疫系统的完整性对于防御感染性微生物及毒性产物至关重要。免疫缺陷是指免疫系统中任何一个环节或其组分因先天发育不全或后天因素所致损害而使免疫活性细胞的发生发展、分化增殖和代谢产生异常并引起免疫功能不全出现的临床综合征。

免疫缺陷动物（immunodeficient animal）是指由于先天遗传突变或用人工方法造成一种或多种免疫系统组成成分缺陷的动物。免疫缺陷动物与人类免疫系统缺陷具有相似性，因而广泛应用于免疫学、肿瘤学研究。通过对免疫缺陷动物的研究可以更透彻地研究免疫系统，免疫缺陷动物是研究自发性或传染性疾病（如艾滋病）的良好模型，也是研究肿瘤的良好模型，如可以将人类的肿瘤植入裸小鼠而不受其免疫系统排斥。

免疫缺陷动物可分为两类：自发（先天/原发）性免疫缺陷动物和诱导（获得/继发）性免疫缺陷动物。

### 一、自发性免疫缺陷动物

自发性免疫缺陷是由免疫系统成分遗传缺陷所导致，自发性免疫缺陷动物因缺陷发生部位不同导致免疫功能低下程度不一。目前已培育出许多种携带免疫缺陷的动物用于特殊研究。常见的缺陷包括淋巴细胞、巨噬细胞或血液因子的缺陷，也有些动物的免疫缺陷特征不明显。以下讨论常用的遗传免疫缺陷模型。

### （一）裸小鼠

裸小鼠（图 13-1）是先天性胸腺缺失的突变小鼠，是由于第Ⅶ连锁群内裸体位点的等

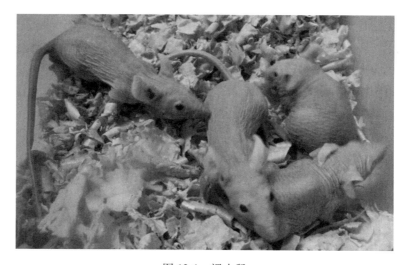

图 13-1 裸小鼠

位基因发生纯合而形成的突变小鼠品种，已成为医学生物学研究领域中不可缺少的实验动物模型，除在肿瘤学研究中广泛应用外，在微生物学、免疫学、寄生虫学、毒理学的研究领域亦受到重视。裸鼠主要特征为无毛以及缺乏正常胸腺。

因裸小鼠无胸腺，致其 T 细胞生成障碍。T 细胞负责攻击病毒和肿瘤细胞，并促进其他淋巴细胞产生抗体。裸小鼠的免疫缺陷使其具有研究价值同时也使它更易感染正常鼠能够抵抗的病原体。例如，小鼠肝炎病毒和仙台病毒对于正常鼠很少致命，但却可引起裸鼠慢性消耗性疾病和死亡。由于很多细菌在裸鼠上表现出更强的致病性，因而其通常被当做是无菌动物饲养在屏障设施中。

### （二）无胸腺大鼠和地鼠

大鼠和地鼠也存在有遗传性 T 细胞缺陷的动物，使用这些动物做研究的原理类似于使用裸鼠。无胸腺大鼠（裸大鼠）具有与裸小鼠基本相似的特征，无胸腺、缺乏功能性 T 淋巴细胞，B 细胞功能基本正常，NK 细胞活力增强，抵抗力差，易患呼吸道疾病，繁殖方法与裸小鼠相同，但躯干部仍有稀少被毛而并不像裸小鼠完全无毛，头部及四肢毛发更多。

### （三）其他免疫缺陷动物

目前应用于研究领域的先天性免疫缺陷动物还有如下几种：

1. B 淋巴细胞功能缺陷动物　包括性连锁免疫缺陷小鼠 CBA/N 和 Xid 小鼠以及无脾（缺失脾脏）小鼠等。B 淋巴细胞能够产生抗体，还能使机体获得对某些疾病（如破伤风和狂犬病等）的长期免疫力，因而 B 淋巴细胞功能缺陷动物是研究 B 淋巴细胞产生、功能和异质性的理想动物。

2. NK 细胞功能缺陷动物　如 Beige 小鼠，缺失一种被称为自然杀伤（NK）细胞的免疫细胞。NK 细胞与 T 细胞相似，都具有细胞毒性（杀死其他细胞的能力）。

3. 联合免疫缺陷动物　如 SCID 小鼠，是一种 T、B 细胞都缺失的严重联合免疫缺陷动物。

4. 其他　还有一些类型的遗传免疫缺陷动物，包括巨噬细胞缺陷的小鼠和补体（血液中的一种蛋白质，在免疫应答中发挥作用）缺陷的豚鼠、小鼠和兔。

由于所有的免疫缺陷动物都无法产生正常免疫应答，因此，此类动物须饲养在屏障设施里。

### 二、诱导免疫缺陷动物

目前可以通过外科手术、基因操作、暴露于化学药品、辐射以及免疫耐受等方法诱导实验动物产生免疫缺陷。

### （一）外科手术方法

通过外科手术去除新生鼠和兔的胸腺，使其丧失 T 淋巴细胞，形成免疫缺陷动物。此方法可由技能熟练的实验动物技术员快速完成。

### （二）化学药品方法

通过各种化学药品来抑制免疫力，例如，6-巯基嘌呤、环磷酰胺、5-氟-2-脱氧尿苷（FUDR）和放线菌素-D。这些药品发生功效的路径不同，但是它们都能够通过中断 DNA 或 RNA 的合成来干扰蛋白质生成，从而抑制抗体合成和细胞免疫功能。

对免疫抑制药物的应答过程存在相当大的种间变化。适当控制免疫抑制剂的剂量对这些药物的相对毒性和致死性的预测准确率可达到 20% 甚至更高。使用这些药物的技术员应仔细观察动物的健康状况并避免自己暴露于毒性效应之下。技术员应佩戴手套、口罩，避免吸入气溶胶。对危险化学药品的安全使用应进行适当培训。若要裸鼠等免疫抑制动物保持生存状况，必须使其保持最高健康标准。

### （三）辐射方法

抗体形成的核酸期对辐射高度敏感（很容易被辐射损伤），高能量的辐射可抑制蛋白质的合成，因而可以通过辐射法诱导免疫抑制，相比其他方法，辐射诱导免疫抑制更快且更容易。

最常用的辐射来源为 γ 辐射器，其利用钴或铯同位素作为辐射来源。操作辐射设备的操作员必须经过特殊培训。应用辐射的安全性是此类操作最基本的要求。

诱导免疫缺陷有 3 种辐射照射法：

1. 单次照射　全身辐射是最容易界定和使用的方法。已有大量文献详细介绍了各种水平的辐射效应及其致死剂量。操作时，小型动物是放在塑料管或铝盒中进行照射，狗和其他大型动物在照射前通常需要麻醉。使用单次照射法的目的之一就是抑制动物对外来细胞的免疫应答，从而使移植的细胞有可能在动物的体内正常生长。

2. 低水平长期半连续辐射　半连续的照射可以给饲养笼的清洁和动物喂食提供时间。操作此方法的技术员应接受特殊方法学和安全操作方面的特别培训。

3. 局部辐射　局部辐射时需要使用铅盾来保护身体的某些部位。此方法中通常使用的最大实验动物是兔，最小的是鼠。

### （四）转基因和基因敲除术

此方法利用先进的基因技术（DNA 重组、RNA 干扰等），根据需求生产特定的遗传免疫缺陷动物。转基因和基因敲除动物对于研究遗传和获得免疫障碍相关疾病具有极大的价值。

### （五）免疫耐受

免疫耐受是指免疫活性细胞接触抗原性物质时所表现的无应答状态。正常情况下，机体不会对其自身成分发生免疫应答。这是一种能够区分自己和外来（异己）物质的能力，这种能力在生命的早期及免疫机制完全成熟之前就已经获得。将动物在合适的时间（其对外部抗原产生耐受的发育期间）暴露于外来的物质，联合辐射的方法，使动物不产生免疫应答。依据动物、抗原和最初照射时间的不同，耐受时间可长可短，耐受力也不同。

新生动物是用于诱导免疫缺陷最容易的动物，但成年动物也可以使用。一个物种免疫系统发育越低等，诱导耐受就越容易。对于兔和啮齿类动物，可通过新生动物注射异种血清蛋白和其他抗原诱导长期完全免疫耐受。成年动物的耐受更难诱导且持续时间更短。

### 三、免疫缺陷动物的护理

免疫缺陷动物需要特殊护理，必须严格控制饲养环境（如室内正压和微型隔离饲养笼），避免致病原的传播。为了实验设施及技术员自身福利，必须严格遵守生物危害和防范条例，密切观察实验动物的情况，观察其是否无食欲或饮食困难。饮用水应使用灭菌或酸化的（pH2.4~2.8）或用氯消毒的水，防止病菌通过水瓶感染动物，食物、垫料和饲养笼在使用前应消毒。另外，应注意免疫缺陷动物的伤口或疾病恢复期持续时间比正常动物更长。实验动物技术员应注意这些不同点，按规定给予动物特殊的食物、药物和照料。

## 第三节　肿瘤模型

肿瘤侵蚀着人类及其他物种的健康。目前，可以在相应的肿瘤动物模型上对肿瘤的病因、发展、诊断和治疗进行研究。肿瘤动物模型可分为两类：诱发性肿瘤动物模型和自发性肿瘤动物模型。

### 一、诱发性肿瘤动物模型

诱发性肿瘤动物模型是指是由致癌因素（包括化学、物理、生物等）在实验条件下诱发动物发生肿瘤的动物模型，是进行肿瘤实验研究的常用方法，在肿瘤病因学、肿瘤遗传学、肿瘤生物学特性和肿瘤实验治疗等方面得到较多应用，尤其在肿瘤病因学研究中占有重要地位。

应根据实验研究的目的、动物种系以及致癌物质的种类和性质来选择适宜的肿瘤模型诱发方法，常用的方法有口服、注入和局部接触等。

1．口服法　常用方法之一。将致癌物质溶于饮水或以某种方式混合于动物食物中自然喂养或灌喂动物使之发生肿瘤。此法可较准确地定量给药，并减少实验过程中致癌物质的污染。食管癌、胃癌、肝癌、大肠癌等消化道肿瘤常用此方法。

2．注射法　常用方法之一。将致癌物溶于可溶性液体或悬浮于适宜的载体内，经各种途径注入不同部位，如皮下、肌肉、静脉、胸腔及腹腔等，其中皮下和腹腔最为常用。

3．涂抹法　将致癌物涂抹于动物的背侧和耳部皮肤，多用于诱发皮肤癌。适用于特定局部诱发上皮类肿瘤或二阶段皮肤乳头状瘤的诱发实验。常用的致癌物有煤焦油、3,4-苯并芘及20-甲基胆蒽等。

4．气管注入法　将颗粒性致癌物制成悬浮液直接注入或用导管注入动物气管内，常用于诱发肺癌。实验动物多使用金黄地鼠和大鼠。

5．穿线法　将一定量的致癌物放置于无菌试管内，加热使致癌物升华，吸附于预制的线结上，然后将含有致癌物的线结穿入靶器官或靶组织（如宫颈、卵巢和腺胃等）诱发肿瘤。

6．埋藏法　将致癌物包埋于皮下或其他组织内，或将经致癌物作用过的细胞、组织、器官移植于同种或同品系动物皮下进行肿瘤的诱发实验。

以上为常用的诱发肿瘤方法，另外还有气雾吸入法等其他化学诱癌方法。

## 二、自发性肿瘤动物模型

自发性肿瘤再现了肿瘤发生、发展的全过程，许多动物的肿瘤在组织发生、临床过程和组织形态学上都与人类肿瘤有相似之处，选用自发性肿瘤模型对研究肿瘤发病学及机制都较为理想。

某些近交系啮齿类动物有较高的肿瘤自发率。例如，80%以上的AKR鼠在12月龄之前都会发生白血病，这种自发肿瘤模型对研究白血病高发人群的肿瘤诊断和防治有重大价值。当使用自发肿瘤模型进行肿瘤检测或治疗研究时，需要设置空白对照组（不实施任何手段的模型动物）。

在研究过程中应密切观察实验动物情况，大部分评价肿瘤大小和扩散（转移）的研究不会使动物承受过度的痛苦，但当动物表现出无精打采、食欲不振、体重减轻等临床症状或肿瘤变大、溃烂（穿出表层皮肤）时，则应对动物实施安乐死。

## 第四节　插　　管

实验动物不同、位置不同，插管方法也不同。本章将介绍基本的插管技术。

## 一、插管术概述

插管术即使用空心管从动物体内取得血液或其他体液以及对机体功能进行控制或监测的方法（如气管插管控制呼吸等）。插管术最常应用于血管插管，也可应用于膀胱、脑脊液、肠和其他中空性器官。长期（留置）插管需要定期仔细检查插管处是否有感染、插管是否阻塞或插管是否移动等。

## 二、插管的类型

常用的插管有静脉插管、气管插管、导尿管以及各种穿刺针等。最广泛使用的是静脉插管，即静脉留置针（图 13-2）。

1. 静脉留置针　又称静脉套管针。核心的组成部件包括可以留置在血管内的柔软导管/套管，以及不锈钢的穿刺引导针芯。使用时将导管和针芯一起穿刺入血管内，当导管全部进入血管后，回撤出针芯，仅将柔软的导管留置在血管内从而进行输液治疗等操作。

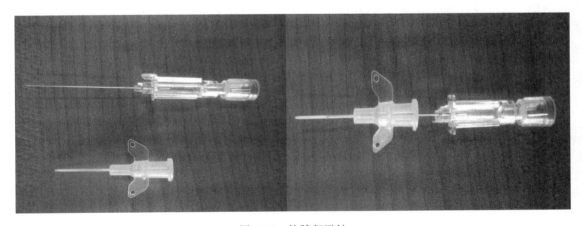

图 13-2　静脉留置针

2. 气管插管　一种特制的气管内导管，可经声门置入气管，为气道通畅、通气供氧、气体麻醉、呼吸道吸引和防止误吸等提供最佳条件。

3. 导尿管　以天然橡胶、硅橡胶或聚氯乙烯制成的管路，可以经由尿道插入膀胱以便引流尿液，导尿管插入膀胱后，靠近导尿管头端有一个气囊固定导尿管留在膀胱内，而不易脱出，且引流管连接尿袋收集尿液。

### 三、插管的方法

常用的插管方法可分为两种，一种是从自然的孔道（如尿道）插入，即无创性插管；另一种是没有自然孔道，穿刺进入的插管，即创伤性插管。

1. 无创性插管　最常用的是尿道插管。导尿管具有韧性，末端为钝性的锥形，插入导尿管时应充分消毒，并在尖端涂抹灭菌润滑剂，然后沿尿道口插入，直至膀胱。

2. 创伤性插管　常见的为静脉留置针穿刺。选择粗直、弹性好、血液丰富的血管，避开静脉瓣和关节，消毒皮肤，在消毒范围上方扎止血带，使血管充盈，将静脉留置针穿刺入血管，见到回血后退出针芯同时将导管全部送入静脉内，最后固定留置针。

除以上常见插管方法，还有乳头插管、气管插管、膀胱穿刺术等。所有的插管都要注意无菌操作，避免污染样品及创口感染。

### 四、插管的保持

长期使用的血管内插管需要无菌操作，因此插管前和插管后都要注意插管的稳定与无菌。插管时要对动物进行适当的固定和限制，做好所有的消毒程序；插管移开后要注意照料动物，确保没有被污染（尤其是穿刺的部位），可以在创伤处涂抹小剂量抗生素药膏，再敷盖无菌纱布防止感染；另外要用胶布固定插管，防止其在体内移动，还可加上安全带和拴绳防止插管移动和缠绕。

静脉内插管时间通常可达到 72 小时。在某些情况下，如果没有感染，插管的保留时间可以更长；如果出现液体积聚、发红、肿胀或其他任何感染现象，应立即移出插管。实验动物技术员应至少每天检查 1 次插管情况，看看插管的位置是否合适，是否处于流通状态。保持插管处于流通状态最直接的方法就是用液体不断地冲刷，如复方氯化钠注射液。如果插管内液体流动停滞了，应用抗凝的缓冲液（肝素）冲洗插管，阻止妨碍流动的凝块形成。

## 第五节　行为学实验

行为学实验是根据实验动物的本能及其物种固有特征，人为地施加刺激或改变外在环境等进行的实验研究。行为学实验常用的实验动物为大鼠、小鼠等。行为学实验广泛应用于各个研究领域，以下为常见的行为学实验。

### 一、水迷宫

水迷宫（Morris 水迷宫）（图 13-3）实验动物为大鼠、小鼠，此实验利用动物厌恶处于水中的本能，令其游泳消耗体能，从而本能地寻找水中的休息场所。实验过程为分别从 4 个象限将动物放入泳池，记录其找到水下平台的时间。水迷宫实验主要用于测试动物的空间记忆能力，广泛应用于药理学、毒理学、预防医学、神经生物学、动物心理学和行为生物学等领域。

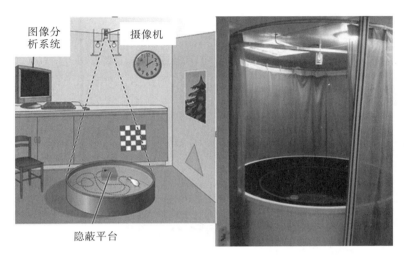

图 13-3　Morris 水迷宫

## 二、旷场实验

旷场实验即敞箱实验（图 13-4），是评价实验动物在新异环境中自主行为、探究行为与紧张度的一种方法。实验动物为大、小鼠。原理是以实验动物在新奇环境之中某些行为的

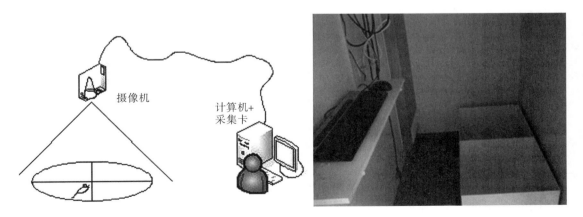

图 13-4　旷场实验

发生频率和持续时间反映实验动物在陌生环境中的自主行为和探究行为。旷场实验广泛应用于精神/神经药理学等研究。

### 三、Y迷宫

Y迷宫（图13-5）的实验动物为大、小鼠，主要用于测试动物的辨别性学习、工作记忆及参考记忆能力。Y迷宫由3个完全相同的臂组成，每个臂尽头有食物提供装置，根据分析动物取食的策略即进入各臂的次数、时间、正确次数、错误次数、路线等参数，反映实验动物的学习记忆能力。

以上为常用的行为学实验。在进行行为学实验设计时要综合考虑各方面因素，如实验时间、动物性别、年龄、品系等。在执行实验时也要尽量减少不必要的干扰因素，从而确保实验的可比性。

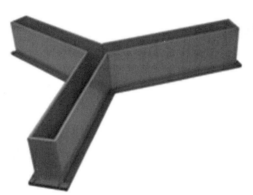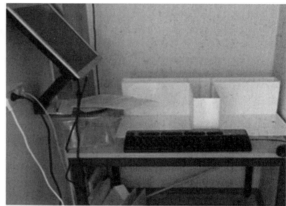

图13-5　Y迷宫

## 第六节　特殊饮食研究

### 一、实验动物及要求

饮食研究可在包括人类在内的任何物种上进行。实验动物选择要依据实验目的和可以获得的资源而定。狗、猫和啮齿类动物因其背景清楚是饮食研究常用的实验动物，其中大鼠容易获得、价格经济、易于操作，并且断乳后生长周期长、体重增长快、营养需求大，更容易检测出特定营养物质的缺乏，因而应用最为广泛。

饮食研究中的基本要求是所研究的营养物质是所选取实验动物必需的，如大鼠能自身合成维生素 C，不需要从食物中摄取，因而不能用于维生素 C 的饮食研究。

## 二、实验方法

1. 随意饮食实验　开展随意自行饮食时，实验动物技术员应注意喂食操作程序。例如，大鼠随意喂食实验中，食物放在饲养笼上，实验组和对照组的大鼠均可随意取食。研究物质也可以溶于水中让大鼠自行饮用。

2. 非随意饮食实验　如果被测物质气味难闻，动物就会摄取很少，导致实验组动物摄食量小于对照组，使实验可比性降低。解决方法为对照组开始实验的时间晚实验组一天，根据每天实验组食、水的消耗量给对照组进行食物和饮水的投放，即每天提供给对照组动物的食、水量由前一天实验组的消耗量决定。

## 第七节　代　谢　笼

代谢笼是常用的实验笼具，用于测量食物、水的摄入量以及粪便、尿液的排出量。精细的代谢笼能测量气体（如氧气和二氧化碳）的进入量及笼内的残留量。

1. 代谢笼构造　使用代谢笼之前，实验技术员应了解其构造，熟悉代谢笼的拆卸和组装。代谢笼类型较多，但基本结构相同，包括：①用于盛放饲料、有栅栏的凹形容器，使动物不能随意移动饲料以及大量浪费饲料。②用于盛放水瓶、有栅栏的凹形容器，遗漏的水会收集到特定的水槽中，不与动物的尿液混合。③底部是由金属丝构成的网状结构，孔径大小刚好使动物的粪便漏出。④两个反向的漏斗装置，用于分离粪便中的尿液。

2. 实验方法　实验时，定期测量食物、水的摄入量（投放量减去食物和水槽中剩余量）以及粪便、尿液产生的量（直接测量），并进行记录。在实验研究中，动物的健康状况、生长阶段、活动状态、繁殖等都会对实验造成影响，因此要对实验进行全面考虑和综合分析。

## 第八节　脑立体定位仪

## 一、概念

脑立体定位仪又称脑固定装置（图 13-6），是利用颅骨表面标志或其他参考点所规定的三维坐标系统，确定皮层下某些神经结构的位置，以便在非直视暴露下对其进行定向的刺激、破坏、注射药物、引导电位等研究。广泛应用于神经解剖、神经生理、神经药理和神经外科等领域中。

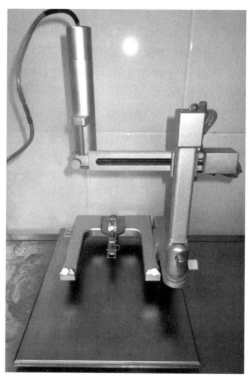

图 13-6　脑立体定位仪

## 二、实验方法

　　脑立体定位仪可以用于大、小鼠等高等哺乳动物的相关实验，最常使用的技术为脑立体定位注射。实验方法如下：①检查校对仪器：参照脑立体定位图谱选取注射的坐标。②麻醉后，剃去大鼠头顶及颈部的毛。③大鼠头部固定：固定一侧耳棒，调节另一侧耳棒，使两个耳棒进入大鼠外耳道，调节双侧耳棒使之刻度相同，然后将大鼠的门齿固定于门齿杆，并调节门齿杆使大鼠颅骨上表面呈水平状。④消毒大鼠头部皮肤，沿颅顶中线做一皮肤切口，分离皮下组织，30%过氧化氢清洁并剥离颅骨表面的筋膜和肌肉，充分暴露前囟、人字缝、矢状缝。⑤移动定位针至前囟，定位此处为零点。⑥用定位针定位所需神经结构的平面位置，在此点上用颅骨钻钻一小圆孔。⑦将微量进样器吸入药物安装到微量进样装置上，根据坐标下降针头，注射药物，等待 2~5 分钟后，缝合皮肤。

　　脑立体定位仪为精密仪器，因此在使用过程中要避免人为损害其精确性。

# 第十四章 试剂配制中的单位换算

药物的给药剂量、饲料饮水的消耗量等计算工作是实验动物技术员工作中必备的一部分。动物的给药剂量是依据药物的种类和患病动物的体重进行计算，通常以每公斤体重使用药物的毫克数或是 mg/kg 记录。同时，给药剂量也受动物年龄、健康状况以及兴奋状态的影响。在使用每一种药物之前，技术人员应当通读药物说明书和标签内容，明确药物的使用范围、使用剂量以及不良反应等。

## 一、单位换算

为了明确药物的给药剂量，通常需要把一种计量系统转换成另一种计量系统，如把动物的体重和体积由公制单位转换成英制或美制单位，即公斤转化成英镑、厘米转化成英尺。通常可以使用计量单位换算表进行公制单位向英制单位的互换。常用的单位换算表格如表 14-1~表 14-3 所示。

表 14-1　常用重量单位换算表

| 单位名称 | 英文简称 | 对主单位的比 |
| --- | --- | --- |
| 毫克 | mg | 0.000001 千克 |
| 克 | g | 0.001 千克 |
| 千克 | kg | 主单位 |

表 14-2　常用长度单位换算表

| 单位名称 | 英文简称 | 对主单位的比 |
| --- | --- | --- |
| 毫米 | mm | 0.001 米 |
| 厘米 | cm | 0.01 米 |
| 米 | m | 主单位 |

表 14-3    常用容量单位换算表

| 单位名称 | 英文简称 | 对主单位的比 |
| --- | --- | --- |
| 毫升 | ml | 0.001L |
| 分升 | dl | 0.1L |
| 升 | L | 主单位 |

## 二、溶液的配制

溶液是由两种或是更多成分组成的均匀混合物。一种溶液可以以气体、液体或固体的形式存在。气体溶液是将一种气体溶解到另一种气体中，由于所有的气体都以适当的比例混合在一起，所以任何两种或更多气体的混合物都是均匀组成一种溶液。固体溶液中的一种成分以原子或是分子形式随机扩散到其他成分之中。液体溶液是通过将一种气体、液体或是固体溶解到另外一种液体中所得到的。如果溶液是水的话，称之为水溶液。

以液体溶液为例，配制溶液至少需要一种溶质和一种溶剂。一般所指的溶液是溶剂含量多、溶质含量少。例如配制 5% 的葡萄糖溶液，通过体积和重量换算，1ml 水的重量近似于 1g，即配制 5% 的葡萄糖溶液就需要在每 100g 的溶液中加入 5g 葡萄糖。

如需将 1g 的冻干药物配制成 2% 的溶液，配制后将 200mg 的药液注射给动物，可依照如下计算方式进行配制。2% = 2 剂量/100 剂量，或者以 mg 为单位，即为 2mg/100mg，而 1000mg = 1g = 1ml，因此，20mg/ml 就是 2% 的溶液的浓度。通过 20mg × ? ml = 1000mg × 1ml 可算出 1000mg（1g）冻干药物放入到溶液的近似体积为 50ml，因此，将 1000mg 冻干药物加入 50ml 的稀释剂，使其变为 2% 的溶液。配制好 2% 溶液后，需要将 200mg 冻干药物导入到注射器中，可通过计算 1000mg × ? ml = 200mg × 50ml 得出药物溶液为 10ml。因此，2% 药物溶液 10ml 中含有 200mg 的冻干药物。

## 三、人和动物给药剂量换算

在动物实验研究中给药是常规的工作，但对实验结果影响很大。如给药的途径、剂量、熟练程度等都会带来影响；再如，小鼠静脉给药如找不到鼠尾静脉，或因不熟练注射到皮下可造成组织损伤；小鼠消化道给药，如不熟练会将药物注入呼吸道，或造成组织严重受损，引起动物发病和死亡，给造模工作带来严重的影响。动物的给药途径不同效果也不一致，如有的激素在肝脏内被破坏，经口服用药就会影响其效果。在动物研究中按人的用药剂量换算给动物（按体重换算），则动物用药量太少，往往无效，如果按动物用药的剂量换算到人则用药量太大，带来不良反应。人和动物或不同动物之间给药剂量的换算不能简单依靠体重（如每公斤体重给相同剂量的药物），而应该依靠体表面积，即不同物种间、相同体表面积给予相同剂量的药物，这是目前公认的也最常用的不同物种间给药剂量换算方法。

动物之间给药剂量的计算可参照下面公式进行：

$$A 药量(mg/kg) \times AK_m 因子 = B 药量(mg/kg) \times BK_m 因子$$

其中，A 和 B 分别代表两种不同动物，不同动物有不同 $K_m$ 因子。人和常见动物体重、体表面积、$K_m$因子见表 14-4。

表 14-4 成年人和动物体重、体表面积及 $K_m$ 因子

| 物种 | 体重（kg） | 体表面积（m²） | $K_m$因子 |
|---|---|---|---|
| 成年人 | 60 | 1.6 | 37 |
| 儿童 | 20 | 0.8 | 25 |
| 狒狒 | 12 | 0.6 | 20 |
| 犬 | 10 | 0.5 | 20 |
| 猴子 | 3 | 0.24 | 12 |
| 家兔 | 1.8 | 0.15 | 12 |
| 豚鼠 | 0.4 | 0.05 | 8 |
| 大鼠 | 0.15 | 0.025 | 6 |
| 地鼠 | 0.08 | 0.02 | 5 |
| 小鼠 | 0.02 | 0.007 | 3 |

## 延伸阅读：

P. Timothy Lawson，Laboratory Animal Technologist Training Manual，American Association for Laboratory Animal Science，2004